ÉLECTRICITÉ MÉDICALE

Paris. — Imp. de VIÉVILLE et CAPIOMONT, 6, rue des Poitevins.

ÉLECTRICITÉ MÉDICALE

NOUVELLE MÉTHODE

D'APPLICATION DE L'ÉLECTRICITÉ

POUR LA GUÉRISON DES MALADIES

(CE TRAITEMENT N'OCCASIONNE AUCUNE DOULEUR)

PAR

LE DOCTEUR TOUTAIN

DE LA FACULTÉ DE PARIS

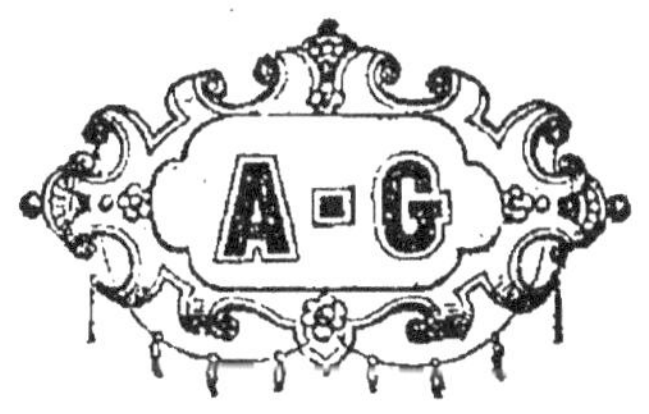

PARIS

LIBRAIRIE DE ANDRÉ-GUÉDON | CHEZ L'AUTEUR
15, RUE SÉGUIER, 15, | 53, RUE DE SEINE, 53

1870

ÉLECTRICITÉ MÉDICALE

NOUVELLE MÉTHODE

D'APPLICATION DE L'ÉLECTRICITÉ

POUR LA GUÉRISON DES MALADIES

(CE TRAITEMENT N'OCCASIONNE AUCUNE DOULEUR)

PAR

LE DOCTEUR TOUTAIN

DE LA FACULTÉ DE PARIS

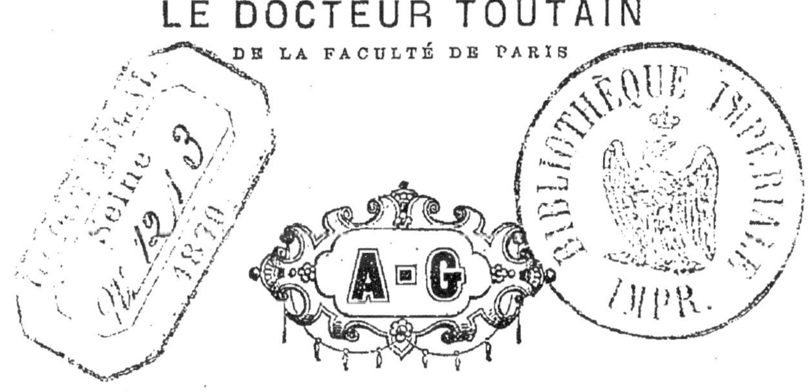

PARIS

LIBRAIRIE DE ANDRÉ-GUÉDON | CHEZ L'AUTEUR
15, RUE SÉGUIER, 15, | 53, RUE DE SEINE, 53

1870

A

MONSIEUR VICTOR HUGO

Mon cher Monsieur,

Je vous remercie cordialement de m'avoir autorisé à placer votre grand nom en tête de mon ouvrage ; puisse-t-il en quelque sorte servir d'égide aux nouvelles vérités qui y sont contenues, afin de les faire triompher des erreurs qu'elles auront à combattre. Je sais que tôt ou tard la vérité doit obtenir son triomphe ; mais il s'agit de souffrances à soulager, quand la guérison n'est pas possible. Je me hâte donc d'arriver à mon but; car la science a été bien impuissante jusqu'ici, quand elle s'est attaquée aux maladies chroniques.

Agréez, je vous prie, l'expression de mes sympathies les plus vives.

TOUTAIN.

PRÉFACE

Malgré l'immensité des travaux concernant la science médicale et aussi l'immensité de leur importance, nous avons été frappé des nombreuses lacunes qui existent encore dans ses diverses branches : notre respect pour les grands noms et les succès que nous avons obtenus personnellement à Paris pendant plus de quinze ans devaient-ils nous réduire au silence, et jurant sur la foi des maîtres, nous écrier : tout est pour le mieux et dans le meilleur des mondes possible !

Tel n'a pu être notre rôle. Persuadé que le progrès est infini, et que chaque être humain, quelque petit qu'il soit, lui doit son tribut de labeur, nous nous sommes mis à chercher si nous ne pouvions pas trouver un grain de sable, qui puisse grossir la somme de ceux déjà trouvés. Eh bien ! dut-il être imperceptible dans cet immense océan, nous n'avons pas hésité un instant, tant nous sommes persuadé qu'un grand tout n'est que l'ensemble d'un plus ou moins grand nombre d'unités.

L'idée de nos recherches nous a été suggérée par l'insuccès de la médecine ordinaire dans le traitement de la plupart des maladies chroniques, insuccès avoué par les plus grands maîtres.

Nous avons désiré nous associer aux nobles efforts de quelques savants distingués, dans le but de venir en aide à l'ancienne médecine, en faisant appel à un nouvel agent thérapeutique d'une immense puissance : nous voulons parler de l'électricité. C'est de ce côté qu'ont été dirigées nos investigations.

En voyant les recherches de nos devanciers, dans cette branche de la science médicale, être entièrement consacrées à l'étude des effets, sans souci des causes ni des principes, nous avons cru qu'il nous incombait de nous dévouer à la découverte des principes sans lesquels tout édifice est sans base, ne reposant que sur un sable mouvant.

Dans notre première partie, nous nous sommes appliqué à trouver les principes, les lois qui régissent les phénomènes de la vie.

L'étude de la structure intime des organes dans nos dissections, le jeu de ces mêmes organes dans nos vivisections, les réactions chimiques que nous y avons opérées, enfin le puissant usage du microscope, nous ont révélé une chose qui jusqu'ici passait pour mystère impénétrable : nous voulons parler du principe moteur qui existe dans tous les corps animés, de la parfaite similitude de ces corps à une batterie électrique ordinaire.

Dans notre deuxième partie, qui contient le traitement, nous avons donné la méthode rationnelle de l'application de l'électricité aux corps doués de la vie, d'après les principes exposés dans la première.

Enfin, dans la troisième, nous avons rapporté des observations sur des maladies les plus importantes de la nosologie, afin de montrer la réalité des principes établis dans la première partie.

Nous avons joint à presque chaque description particulière bon nombre de réflexions physiologiques, qui sont des réfutations de points obscurs ou erronés, et que nous croyons avoir éclaircis et mis dans une vive lumière.

Nous engageons les médecins, amis de la science, du progrès et de l'humanité, à vérifier par eux-mêmes la réalité de notre méthode. Nous leur livrons le critérium qui leur servira de guide fidèle. Nous n'avons aucunement le désir d'être cru sur parole. Nous disons aux critiques superficiels : blâmez, mais répétez nos expériences.

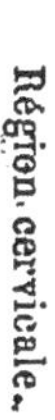
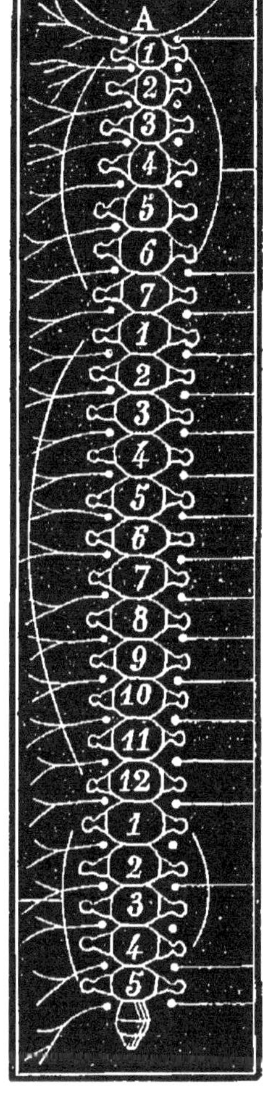

De la tête, du cerveau, du cervelet.

Des membranes du cerveau.

De la gorge, des yeux ou du nez.

Des muscles, rhumatisme.

Tumeurs blanches.

De la plèvre.

Des poumons et du cœur.

De l'estomac.

Du duodénum.

Du colon.

Du pancréas.

La partie du péritoine qui tapisse les parois abdominales.

Du foie et de la rate.

Du diaphragme.

Du péritoine qui revêt les circonvolutions intestinales.

Des petits intestins.

Des rognons et de la vessie.

De l'utérus, des ovaires de la glande prostate, vésicules séminales et testicules.

Du vagin et canal de l'urètre.

EXPLICATION DE LA PLANCHE.

Dans le cours de l'ouvrage nous indiquons sur quels ganglions les pôles doivent être placés ; il nous reste à faire connaître la manière de reconnaître où sont situés ces petits organes.

La colonne vertébrale donne ces indications

d'une manière précise. Chaque espace intervertébral ou trou de conjugaison contient un ganglion à droite et un à gauche. Ainsi, entre la première vertèbre cervicale et la deuxième, est située la première paire cervicale, la seconde paire entre la deuxième et la troisième vertèbre cervicale. On suivra le même ordre pour toutes les régions.

On comptera les vertèbres avec l'application des doigts.

La planche est d'une exactitude qui ne laissera aucun embarras.

APPLICATION

DE

L'ÉLECTRICITÉ AU CORPS HUMAIN

DANS L'ÉTAT DE MALADIE

> Tous les phénomènes de la nature, sans en excepter ceux de la vie, sont produits par l'*attraction* et la *répulsion*.
>
> Tous les corps sont polarisés.
>
> Les lois physiologiques sont les mêmes que celles qui régissent tous les corps de la nature.
>
> Un très-petit nombre de causès produisent une *multitude* d'effets.

On a beaucoup écrit concernant l'électricité médicale ; personne, que nous sachions, n'a cherché à se rendre compte du pourquoi et du comment des choses. On a employé la méthode empirique au lieu de rechercher les lois qui régissent les phénomènes observés.

Les chimistes et les anatomistes avaient cependant amplement préparé les matériaux de l'édifice. On n'avait qu'à considérer la structure du corps humain et étudier le fonctionnement des organes, sans idées préconçues, puisqu'il est question de soulager ou mieux de guérir ses maux.

Loin de là, on a fait des théories qui ne reposent

1.

sur rien de solide. Cependant bon nombre de grands
hommes, les Laplace, les Humbolt et plusieurs illustres savants d'Allemagne et d'Angleterre déclarèrent
que la physiologie n'est qu'une branche de la physique, que les êtres vivants comme les corps inorganiques sont soumis aux lois générales de la matière.

Un savant très-distingué, Richerand, par un de
ces éclairs de prévision peu communs, exprima l'espérance de voir bientôt se réaliser cette nouvelle
théorie qui devait balayer l'ignorante et pourtant si
noble poussière du passé, où les systèmes s'entre-
choquaient sans cesse, sans produire la lumière.
L'esprit systématique en vint parfois à un tel dégré
de ténèbres, que des médecins philosophes et très-
érudits avouèrent que la médecine était l'art de soigner les maladies au lieu d'être l'art de guérir.

De pareils aveux sont bien faits pour inspirer l'ardeur de nouvelles recherches. Il est probable que le
vœu du savant et du sage Richerand n'eût pas tardé
à se réaliser, si une circonstance, qui aurait dû mettre
sur la voie de la vérité, n'avait au contraire tout rejeté
dans les ténèbres : nous voulons parler de l'indosmose et de l'exosmose. D'abord, le célèbre Dutro-
chet regarda ce phénomène comme dû à l'électricité;
mais, se ravisant, il jugea à propos de l'attribuer à
une prétendue loi de capillarité, qui n'est qu'un phénomène d'attraction et de répulsion.

Le bruit qui s'est fait dans ces derniers temps,
surtout depuis la découverte des célèbres physiciens

Faraday, Ampère et Arago, relativement à l'emploi de l'électricité comme moyen thérapeutique, nous a imprimé une nouvelle ardeur, et nous nous sommes mis à l'œuvre jour et nuit à la recherche de notre grain de sable pour le grand édifice.

Nous n'avons pas la prétention d'avoir fait une découverte ; nous n'avons eu qu'à faire la synthèse des travaux des grands maîtres, à rectifier quelques erreurs dans les faits et les appréciations des phénomènes observés. Nous avons voulu, avant d'employer un moyen thérapeutique aussi puissant que le fluide électrique sur le corps de l'homme, nous rendre compte exactement des modifications qu'il y produit.

A cette fin, nous avons recherché les lois qui régissent les phénomènes de la vie. Nos études se sont portées sur la structure des organes et sur la cause qui y produit le mouvement, la vie. Nous avons eu recours aux agents chimiques, au galvanisme, au microscope ; nous n'avons pas non plus négligé l'anatomie, les vivisections.

PREMIÈRE PARTIE

Considérations et recherches sur la névrologie.

CHAPITRE PREMIER

Paragraphe premier.

Nous n'entrerons dans aucun détail anatomique que lorsque notre sujet l'exigera, n'ayant besoin pour notre thèse que de généralités anatomiques pour mettre en lumière une chose contestée jusqu'ici, savoir : la parfaite similitude du corps humain à un appareil électrique.

Tous les savants sont d'accord pour attribuer à l'appareil nerveux le pouvoir moteur de toute l'économie vivante ; mais presque tous avouent ignorer la nature de cette puissance.

Si nous examinons d'abord la nature de la substance cérébrale et de ses appendices, la moelle, les ganglions et les nerfs, nous trouvons pour le cerveau deux substances différentes : l'une grise externe, l'autre blanche interne. La circonférence (substance grise) est enveloppée d'une membrane séreuse ; la partie centrale (substance blanche) forme, par sa disposition de développement, des cavités ou ventricules tapissés par une membrane muqueuse. Nous savons qu'on l'a appelée séreuse; mais il n'en est rien, puisqu'elle secrète un liquide alcalin. Il est bon de réfuter ici une autre prétention, quoiqu'elle vienne de la part de grands maîtres : nous voulons parler de la communication du liquide sécrété à l'extérieur de l'arachnoïde avec celui des ventricules. Jamais nous n'avons trouvé les liquides séreux et muqueux mêlés dans cette région. Nous noterons en passant que, lorsque le liquide séreux (acide) doit passer sur une muqueuse, il est neutralisé par la présence d'autres liquides, quand la fonction qu'il avait à remplir est effectuée; exemple : la salive, le suc pancréatique.

Nous croyons devoir faire remarquer que nous trouvons déjà dans cette courte revue de structure et de fonctions les éléments d'une pile électrique : d'un côté une membrane séreuse, positive, sécrétant un liquide acide; d'un autre côté une membrane muqueuse, sécrétant un liquide alcalin.

Si nous pouvons démontrer la même disposition dans chaque partie du système organique, nous aurons résolu le problème.

La moelle allongée, ainsi que la moelle, ont la même organisation que la substance cérébrale : c'est-à-dire une substance grise et une substance blanche, une membrane séreuse et une membrane muqueuse, un liquide acide et un liquide alcalin. Au premier examen on serait tenté de croire que la loi précédente n'existe plus ici ; en effet la substance grise est centrale dans la moelle au lieu d'être périférique.

Plusieurs anatomo-physiologistes, sans soupçonner l'importance de cette inversion (du moins ils gardèrent le silence à cet égard), ont cherché à rétablir l'ordre établi dans la substance cérébrale ; ils ont cru reconnaître une légère couche de substance grise à la périférie. Nous sommes intimement convaincus qu'ils ont commis une erreur en voulant forcer la nature à suivre une marche régulière, qui répondît mieux à leur manière de voir.

Beaucoup d'auteurs, et à leur tête le célèbre Cruveilhier, que nous nous plaisons à citer quand il s'agit de clarté, d'exactitude et d'élévation dans les idées, nient l'existence de cette couche grise ; nous-même n'avons pu rien voir de semblable, bien que pourtant nous eussions désiré trouver la même disposition qu'au cerveau. Nous eussions été moins embarrassé pour nous rendre compte relativement aux fonctions électro-vitales de la substance médullaire. Mais enfin étant sur le point de trouver une exception, qui eut été une grande lacune, nous avons reconnu que la même loi qui a lieu au cerveau a également lieu pour la moelle.

En effet, nous avons constaté que le contact du liquide séreux est largement établi avec la substance grise, par le moyen de la commissure grise postérieure.

La substance blanche est baignée par un liquide alcalin par son ventricule, qui est la continuation des ventricules cérébraux. Ainsi, rien n'est changé là, malgré l'apparence.

Paragraphe deuxième.

Des nerfs. — A leur sortie des trous de conjugaisons, les nerfs n'étant plus que de simples conducteurs du fluide électro-vital, ne sont plus accompagnés des deux membranes positive et négative. La pimère se transforme en gaîne protectrice et nourricière, et les accompagne dans tout leur trajet.

Maintenant nous croyons qu'il est à propos de parler des nerfs relativement à leurs fonctions. Comme tous les savants, nous avons constaté deux espèces de nerfs, les nerfs du mouvement et les nerfs du sentiment. Nous ne croyons pas qu'il existe de nerfs mixtes ; nous pensons avec notre grand maître Cruveilhier, que les nerfs cérébraux suivent la même loi que les nerfs spinaux : c'est-à-dire que les uns naissent de la substance blanche, les autres de la substance grise. Il serait inutile de discuter l'opinion des physiologistes qui avaient attribué au grand sympathique une fonction isolée, une espèce de fonction cérébrale du sentiment. Cette opinion a été largement réfutée ; cependant les ganglions du grand sympathique et ceux des racines postérieures spinales nous paraissent des auxiliaires de la substance cérébro-spinale. En effet, on y trouve la même structure, donc ils doivent remplir les mêmes fonctions. Nous voyons dans cette disposition la suprême sagesse du grand Architecte éclater jusque dans les plus petits détails. Si la substance cérébro-spinale avait dû fournir toute la quantité du fluide vital aux organes de la vie végétative, il aurait pu en résulter un trouble, une désharmonie.

Dans notre opinion ces ganglions sont des centres d'action qui augmentent la puissance cérébro-spinale, au moment où les organes le requièrent. S'il n'y avait pas eu un dessein bien arrêté dans cette disposition, nous ne trouverions pas les ganglions prenant un développement plus considérable à mesure que les organes ou appareils d'organes demandent une plus grande puissance vitale.

Jusqu'ici les anatomistes n'ayant pu distinguer les nerfs du sentiment des nerfs qui appartiennent au mouvement, après leur réunion à leur sortie des trous de conjugaison, il en est résulté un véritable chaos, relativement à la loi de leur distribution périférique. Cette loi, nous nous sommes appliqué à la découvrir comme étant de la plus grande importance relativement à l'application de l'électricité aux corps vivants.

Il résulte de nos recherches que les nerfs du mouvement se distribuent aux membranes muqueuses, et les nerfs du sentiment aux membranes séreuses.

Nous prouverons dans la suite que tous les systèmes de l'organisme possèdent une séreuse et une muqueuse.

Paragraphe troisième.

De la peau. — Maintenant que nous avons donné une analyse succinte de nos recherches sur le système nerveux, nous allons passer aux autres systèmes.

La peau présente trois membranes, sans y comprendre l'épiderme. D'abord, la membrane séreuse ou corps papillaire ; cette membrane est parsemée d'une multitude de petites glandes de forme sphéroïde, où se terminent des artères et où commencent des veines. Toutes possèdent des nerfs du sentiment. Ces glandes sécrètent de la sérosité (acide). Toutes les séreuses sont parsemées de ces mêmes glandes ; quelques-unes sont si minces, qu'il est assez difficile de les y distinguer, même au moyen du microscope. Cependant quelques savants ont cru y remarquer des villosités. Ils ont confondu ces papilles avec les villosités ; mais leur existence n'en est pas moins certaine, puisque ces membranes sécrètent de la sérosité et qu'il ne peut exister de sécrétion sans organes sécréteurs.

Nous savons bien que certains auteurs ont parlé d'exsudation, d'exosmose et d'endosmose, pour la formation de certains liquides de l'économie ; cette expression nous paraît vide de sens et peint l'ignorance du mode de formation des liquides circulant dans les corps doués de la vie.

N'ayant à parler que des membranes séreuses et muqueuses, nous passerons sous silence le derme et l'épiderme; nous dirons que la surface profonde ou interne du derme est tapissée d'une membrane muqueuse qui n'a été notée par aucun auteur jusqu'à ce jour.

Plusieurs anatomistes, entre autres Bréchet et Gilbert, ont décrit de petites glandules qu'ils ont cru être des organes de la sécrétion des sueurs et transpirations. Nous pensons que ces corps sont des villosités tout à fait semblables aux villosités du canal digestif. Nous sommes loin de croire que ces excrétions (les sueurs) soient sans appareils sécréteurs; nous regardons toutes les sécrétions comme prenant naissance dans un appareil glandulaire. S'il n'est pas facile d'y constater les caractères physiques des muqueuses, du moins il est aisé d'y découvrir la présence d'un liquide alcalin.

Si les anatomistes avaient fait attention à la nature chimique des liquides sécrétés par les membranes qui forment des sécrétions, ils n'auraient pas commis de si grosses erreurs; ils auraient reconnu que la conjonctive est une séreuse, et non une muqueuse, attendu qu'elle sécrète un liquide acide. D'ailleurs, les glandes de méibomius, la caroncule lacrymale, sont des glandes sébacées qui ont à remplir le même rôle qu'a la peau, tandis que dans les vraies muqueuses on ne rencontre aucune glande de cette nature. Le liquide sécrété par les glandes de l'œil nous paraît jouer le même rôle que celui des glandes salivaires et pancréatiques : c'est-à-dire qu'il est destiné à neutraliser le liquide acide de l'œil, quand il a accompli sa fonction électro-positive et qu'il va devenir un liquide excrémentitiel ; autrement il aurait irrité le sac et le canal lacrymal et les fosses nasales qui sont revêtus d'une membrane muqueuse. La langue est revêtue d'une véritable séreuse.

Paragraphe quatrième.

Examinons ici cette peau interne qu'on a presque assimilée à la véritable peau. Évidemment elle présente beaucoup d'analogie avec cette dernière, puisqu'elle possède comme elle une multitude de glandules ou villosités et cryptes analogues aux glandes sébacées ; mais elle en diffère essentiellement par la nature de ses sécrétions et les nerfs qui s'y distribuent ; en effet la peau sécrète des humeurs acides, tandis que la muqueuse du canal digestif donne naissance à des humeurs alcalines.

Les nerfs de la peau sont tous des nerfs sensitifs, tandis que les nerfs des muqueuses proviennent des nerfs moteurs.

La bouche, l'estomac et toutes les régions douées de sensibilité ont des membranes mixtes nommées muquo-séreuses ; les saveurs ne pouvant être perçues sans les nerfs sensitifs, la digestion étant impossible sans l'intermédiaire des acides, la nature mixte des membranes dut avoir lieu.

Mais comme il eût été nuisible qu'un liquide acide circulât dans les autres parties du canal alimentaire, les glandes salivaires pour la bouche, le pancréas pour l'estomac, furent chargés de neutraliser ces acides, surtout quand l'acte de la digestion est achevé.

Trouvons-nous comme pour la peau une autre membrane de nature électrique afin qu'elles puissent réagir l'une sur l'autre ?

Nous répondons affirmativement, puisqu'il est aisé de constater une membrane séreuse dans toute l'étendue de ce vaste canal. Le péritoine est assez rapproché de l'estomac et des intestins pour supposer qu'il remplit un rôle plus important que celui de protecteur, de simple enveloppe. On peut voir son rapprochement plus intime du canal là où la fonction requiert une plus grande énergie vitale, comme à l'estomac et aux intestins grêles, tandis qu'il ne revêt plus la dernière portion des gros intestins, qui n'étant plus qu'une espèce de réservoir, il n'a plus besoin que d'une faible énergie vitale.

Dans cet important appareil nous retrouvons, comme pour les autres déjà passés en revue, tous les éléments d'une batterie électrique.

Voyons si, en poursuivant nos investigations, nous pouvons toujours trouver cette disposition, ce grand dessein de la nature, exécuté en vue de produire une puissance motrice qui régisse tous les phénomènes de la vie.

Partout où nous avons porté nos investigations, et elles ont eu lieu dans tous les organes et avec de minutieux détails, nous avons trouvé, de la manière la plus évidente, tous les éléments de la grande puissance d'attraction et de répulsion, ce grand principe de toute vie.

Paragraphe cinquième.

Quand nous en sommes venu à l'examen des agents passifs de la puissance motrice, les muscles, nous avons constaté une membrane séreuse enveloppant chaque fascia ou gaîne fibreuse de chaque muscle, et intérieurement une autre membrane de nature muqueuse sécrétant un liquide alcalin. Nous avons rencontré la même disposition dans le système circulatoire.

Le cœur évidemment est revêtu d'une membrane séreuse et sa membrane interne est de nature muqueuse ; il est facile d'y constater la nature alcaline du sang. Les artères, les veines et tous les vaisseaux affectés à la circulation d'un liquide quelconque sont construits d'une manière tout-à-fait identique ; seulement les premiers ont des mouvements propres et tout-à-fait semblables à ceux du cœur. En effet, ils possèdent une séreuse, une muqueuse et une membrane intermédiaire de nature contractile, bien que généralement on lui conteste cette propriété, sans doute à cause du défaut de coloration rouge ; mais si l'on fait attention que déjà les muscles du canal alimentaire et tous les autres qui ne sont pas affectés à la vie de relation sont beaucoup moins colorés, on sera bien moins étonné de cette espèce de dégradation observée par la nature à mesure que les mouvements doivent avoir moins de puissance. Il était indispensable que les artères possédassent, mais à un moindre degré, cette propriété contractile qui est la continuation de celle du cœur ; sans cette disposition le sang aurait pu subir dans son cours un ralentissement préjudiciable, tandis que la circulation dans les autres vaisseaux n'étant pas due à la puissance de contraction, mais bien à l'attraction, n'a nul besoin de muscles ; les liquides y circulent comme dans les tuyaux d'une pompe aspirante.

Paragraphe sixième.

Le système respiratoire nous offrirait-il une exception à la règle générale ? Nulle part la loi ne fut mieux marquée. En effet, la plèvre enveloppe tout l'organe pulmonaire ; les bronches sont tapissées d'une membrane muqueuse, les nerfs sensitifs se distribuent à la membrane séreuse et ceux du mouvement à la muqueuse.

Nous indiquerons comment nous nous sommes

assurés de cette grande loi de distribution périférique des nerfs à l'occasion du traitement des maladies par l'électricité d'induction.

Tous les autres organes, le foie, la rate, les reins, la vessie, les organes de la génération, les os, etc., possèdent également les deux membranes mentionnées plus haut. Les organes des sens sont absolument identiques ; seulement quelques-uns ont une structure mixte, comme nous l'avons déjà mentionné. Nous pourrions en donner la preuve, en décrivant ces appareils ; mais cela nous demanderait un espace trop considérable, et nous nous sommes proposé de ne traiter que des généralités.

D'ailleurs l'anatomie est trop bien connue pour qu'il soit besoin de prétendre y ajouter. Nos études n'ont eu qu'un but, l'appréciation plus exacte des phénomènes de la vie.

En résumé, nous trouvons dans tous les systèmes de l'organisme deux membranes de nature différente, l'une séreuse externe et l'autre muqueuse interne. Ces deux membranes présentent d'immenses surfaces recouvertes de différentes matières produisant constamment deux forces de différente nature.

Qui ne reconnaît dans cette disposition de ces surfaces une ressemblance avec les surfaces métalliques d'une batterie électrique ordinaire ?

On voit aussi que les deux forces entretenues sur les deux surfaces membraneuses, par les liquides acides et alcalins, correspondent exactement aux deux forces entretenues sur les surfaces métalliques d'une batterie électrique. Si nous trouvons des conducteurs pour diriger les forces nées sur les surfaces vivantes précédemment décrites, nous aurons une ressemblance parfaite. Les nerfs ne sont-ils pas ces conducteurs qui dirigent ces deux forces au cerveau, siége des deux pôles vivants, d'où émane cette puissance motrice qui donne le mouvement et la vie à cette machine humaine en apparence si compliquée et cependant d'une nature si belle et si simple; mais si supérieure aux machines construites par la main de l'homme?

En pouvait-il être autrement, quand la première est l'œuvre par excellence de l'infini, tandis que l'autre est l'œuvre de l'homme, être fini?

Cette manière d'envisager les phénomènes de la vie de l'homme, bien loin de conduire à un grossier matérialisme, révèle une âme immortelle unie temporairement au corps par les deux forces motrices que nous avons démontrées.

Un ingénieux et savant très-distingué, le docteur Donné de Paris, a fait l'expérience suivante, qui est une justification de notre théorie : Si on place un des conducteurs d'un galvanomètre en contact avec la muqueuse de la bouche et l'autre avec la peau, l'aiguille sera déviée de 15. 20 à 30 degrés, et la direction de l'aiguille prouve que la séreuse est positive et la muqueuse négative. Si le docteur Donné avait connu l'existence d'une séreuse et d'une muqueuse dans chaque système d'organe, il ne se serait pas borné à dire que la peau sécrète des acides et le canal digestif des alcalis; il aurait généralisé en ajoutant comme nous l'avons fait et prouvé même: les membranes séreuses sécrètent des acides et les muqueuses des alcalis. Il n'aurait pas commis l'erreur de n'attribuer l'existence de ces membranes qu'à la peau et au canal digestif. Cependant son expérience prouve incontestablement que le corps de l'homme est un appareil électro-vital, puisque le galvanomètre dans son expérience obéit aux lois d'attraction et de répulsion, absolument comme s'il avait été placé dans le circuit d'un courant voltaïque.

Les faits suivants donnent encore la certitude que les corps organisés ne doivent leur vitalité qu'à un appareil électrique tout à fait semblable à une batterie électrique ordinaire.

Quand le corps d'une personne est très-chargé d'électricité, de puissants pôles se manifestent à l'extrémité des doigts auxquels l'aiguille de la boussole obéit; quelquefois il s'en échappe des étincelles. Voici un fait de ce genre : à la suite de décharges considérables d'éclairs venant du nord, une dame fut tellement électrisée que ses doigts laissèrent échapper des étincelles très-visibles. Cet état ne changea pas avec le phénomène atmosphérique qui y avait donné lieu; il dura plusieurs mois. Chaque fois qu'elle touchait un corps conducteur de l'électricité, des étincelles sortaient de ses doigts; on pouvait les voir, les entendre ; elle pouvait communiquer le même état à une autre personne, si elle était isolée. Cet état électrique cessa pendant que l'atmosphère était à zéro et sous l'influence d'une frayeur.

A New-York nous avons vu nous-même de nos yeux des phénomènes analogues ; une personne alluma le gaz avec ses doigts d'où s'élançait une étincelle électrique. Pour cela il lui suffisait de frotter légèrement avec ses pieds le tapis sur lequel elle marchait en se dirigeant vers le bec de gaz. N'est-elle pas à peu-près dans le même état électrique que la personne précédente ? Ce phénomène, vu bon nombre de fois, a été observé dans le même pays. Beaucoup de personnes, souvent des femmes, éprouvent une secousse électrique en donnant la main à une autre.

Les expériences du docteur Philips et autres qui ont vu la digestion continuer sous l'influence d'un courant voltaïque, lorsque le nerf pneumo-gastrique avait été coupé et séparé, toutes ces expériences ne sont-elles pas en faveur de notre théorie ? Nous pourrions multiplier des citations semblables ou analogues, mais la brièveté que nous nous sommes proposée nous interdit de nous étendre davantage.

Paragraphe septième.

Quand bien même on ne démontrerait pas que la force vitale est électrique, on devrait, ce nous semble, supposer qu'aucune force ne lui est comparable. L'extrême vélocité de son action s'accorde si bien avec les actes de la vie, les sensations, la rapidité de la pensée. Quelle puissance, autre que l'attraction et la répulsion, pourrait produire la contraction et la relaxation des muscles? Ce phénomène n'est-il pas aussi prompt que la pensée aussitôt que la volonté l'a ordonné? Tandis que les extenseurs se contractent, les fléchisseurs se relâchent et *vice versa* ; il en est de même pour deux muscles antagonistes. C'est qu'en effet le système musculaire, comme nous l'avons dit en parlant de la structure intime des organes, possède deux membranes, une séreuse et l'autre muqueuse, des nerfs sensitifs et moteurs.

Le cœur, cette pompe aspirante et foulante, peut-il devoir son action si énergique, si régulière, si rapide à une autre puissance qu'à l'attraction et la répulsion ?

Comment se rendre compte des absorbtions et des sécrétions sans les supposer sous l'influence de la puissance d'attraction et de répulsion?

Une fois reconnue cette vérité fondamentale, qu'il n'existe pas d'autre puissance motrice dans la nature, il faudra bien admettre qu'ici, comme partout où il y a mouvement, c'est à elle qu'il faut l'attribuer.

Ceci n'est point une hypothèse pour substituer un mystère à un autre mystère.

L'homme, considéré comme être collectif, créé Roi de la nature, doit, à mesure qu'il acquiert sa virilité, apprendre à lire dans le grand livre de la nature. Alors les mystères qui ont engendré de si profondes ténèbres et des préjugés sans nombre, source de tant de maux pour l'humanité, feront place à cette lumière bienfaisante, qui ne pouvait luire de toute sa splendeur qu'après des milliers de siècle, quand l'homme aurait longtemps épelé l'alphabet écrit dans les œuvres de Dieu.

Loin de nous la pensée que le dix-neuvième siècle, qui a passablement rempli sa tâche de progrès relatif, ait posé la clef de voûte de l'édifice. Le progrès est d'essence divine, et infini comme elle.

D'ailleurs, lecteurs, s'il nous est impossible de vous donner la preuve palpable de la vérité de notre méthode, en vous faisant assister à nos longues et minutieuses recherches et expériences multipliées, nous comptons sur votre bonne volonté pour expérimenter par vous-mêmes nos théories et vous assurer que ce sont des réalités, puisqu'en soumettant les malades au traitement basé sur les lois qu'elle fait reconnaître, on en guérit un grand nombre incurables par la médecine ordinaire, et tous ceux qui sont guérissables par cette dernière ; mais avec une rapidité qui tient du prodige. Les longues convalescences sont évitées ; aussitôt l'équilibre rétabli, c'est-à-dire la maladie disparue, les forces générales reparaissent.

Est-ce à dire, qu'en annonçant de si brillants résultats, nous faisons litière de l'ancienne médecine ;

que, fils ingrat, nous sommes devenu un renégat envers notre mère, cette science édifiée au flambeau de tant de siècles, élaborée dans le cerveau de tant d'hommes de génie anciens et modernes? Loin de nous une pensée aussi extravagante.

D'après nous l'application de l'électricité à la thérapeutique serait réservée pour les cas ou la médecine ordinaire est impuissante ou incertaine. Aux médecins instruits et consciencieux de juger de l'opportunité.

Nous venons de dire que le traitement électrique serait réservé pour les cas où la médecine ordinaire est impuissante. En effet, il serait impossible d'électriser tous les malades, car il faut souvent beaucoup de temps pour une électrisation, et il est de toute nécessité qu'elle soit pratiquée par un médécin instruit qui connaisse à fond l'organisation humaine et les symptômes des maladies. Autrement l'opérateur s'exposerait non-seulement à des déceptions, mais encore il ferait encourir de graves dangers à celui qu'il se proposerait de guérir. Notre méthode ne sera point exposée à tomber dans le domaine de l'infirmier, de la garde-malade ou de tout autre ignorant *ejusdem farinæ*, car elle est toute scientifique.

CHAPITRE II

Avant de passer à l'application de notre méthode à la thérapeutique, nous avons cru qu'il ne serait pas inutile de dire quelques mots des absorptions, des excrétions et des sécrétions, parce que notre manière de voir à cet égard, diffère beaucoup des idées reçues. Nous insisterons surtout sur les sécrétions lymphatiques et sur les fonctions de ce vaste et important système auquel on paraît n'avoir accordé qu'une fonction fort médiocre, celle de conduire la lymphe à sa destination. Nous verrons que là seulement ne se borne pas son rôle. Nos expériences nous ont démontré que c'est dans ce système que siégent les maladies les plus nombreuses et les plus graves de l'organisme ; c'est ce que nous prouverons à l'article traitement.

Les vaisseaux lymphatiques nous ont paru prendre naissance dans les membranes séreuses et muqueuses. Il nous a paru que les vaisseaux lymphatiques sont destinés à recevoir les liquides séreux et muqueux après qu'ils ont rempli dans ces membranes les fonctions électro-positives et électro-négatives que nous avons précédemment signalées.

Admirable économie de la nature qui ne perd rien de ce qu'elle peut utiliser ; puisqu'elle va faire servir de nouveau pour un but important des liquides devenus impropres aux fonctions précédentes.

Les vaisseaux chylifères reçoivent et conduisent à sa destination le liquide de ce nom, après lui avoir fait subir une puissante modification à son passage dans les glandes mésentériques.

Les veines sont aussi de puissants agents d'absorption; en effet, les liquides aqueux et autres qui passent dans la circulation, sans avoir besoin de subir aucune modification avant d'arriver au foie e à la rate, où ils se dépurent, trouvent dans ces vaisseaux une voie facile qui n'eût probablement pas été sans danger pour les deux autres systèmes. Nous croyons que ces trois voies d'absorption suffisent à l'organisme entier. Nous n'avons pas été peu surpris de voir des savants accorder aux villosités du canal digestif des fonctions d'absorption.

Depuis quand a-t-on vu des glandes qui sécrètent un liquide qu'elles versent à la surface libre de la muqueuse, jouer en même temps le rôle d'absorbant? Si trop souvent nous trouvons de fausses interprétations sur les fonctions vitales, c'est que jusqu'ici on s'est contenté de décrire ce qu'on a vu, sans être guidé par un critérium, qui non-seulement servît de flambeau pour l'analyse, mais encore pour la synthèse. Nous avons dit quelque part qu'il faut étudier les phénomènes de la vie, sans idées préconçues, ou plutôt sans préjugés; mais cependant il faut un critérium. Le nôtre est de n'admettre comme vrai, dans l'explication des phénomènes que nous observons, que des affirmations basées sur des principes. Tout ce qui n'est pas soumis à cette loi est du domaine de l'hypothèse.

Paragraphe premier.

On nous demandera peut-être ce que deviendra le liquide formé par le tissu cellulaire. Ce tissu nous paraît, du moins en partie, être un auxiliaire des membranes séreuses et de la même nature que ces membranes. N'a-t-il pas, en effet, la plus grande ressemblance avec elles? Il sécrète un liquide acide; nous le voyons remplir la fonction de séreuse en beaucoup de circonstances; il enveloppe à la manière de ces dernières, les faisceaux musculaires, et chacune de leurs fibres en particulier.

Le liquide lymphatique en passant par les glandes de ce nom, où il va subir une modification des plus importantes, va devenir un des éléments le plus nécessaires au sang artériel. En effet, les globules du sang paraissent prendre naissance dans les glandes lymphatiques dans lesquelles de nombreuses loges ou cellules sont pratiquées; les globules ont la même forme et paraissent s'y mouler.

La lymphe à sa sortie des glandes est très-fluide à l'état normal, mais dans certains états pathologiques, elle se condense plus ou moins de manière à obstruer les glandes dans cet état; celles qui sont atteintes augmentent de volume et subissent cette altération qu'on a appelée scrofuleuse. Cette altéra- tion des grosses, moyennes et petites glandes est absolument de même nature tuberculeuse. Pour nous, les affections scrofuleuses, l'inflammation dès papilles de la peau et de toutes les séreuses ne sont qu'un même état pathologique.

Les tubercules scrofuleux en contact avec le tissu des glandes et de la lymphe plus ou moins concrète, trouvent par cette circonstance, dans quelques cas, un obstacle à leur ramollissement, au point que les glandes atteintes restent indurées indéfiniment et ne causent qu'une gêne plus ou moins considérable aux parties dans lesquelles elles se trouvent placées; elles sont devenues des corps étrangers quand les tuber- cules contenus dans les glandes viennent à se ramol- lir. Comme ils sont situés superficiellement, ils en- traînent des pertes de substance qui, la plupart du temps, se cicatrisent avec plus ou moins de difficulté; mais cette terminaison n'occasionne jamais de dan- ger pour la vie, s'il n'existe pas de complication. En effet, on voit beaucoup de vieillards porter ces cica- trices depuis leur enfance, et qui jouissent d'une bonne santé.

On n'est pas bien fixé dans la science sur les limites à assigner à l'affection scrofuleuse. Les uns nomment scrofules l'affection des glandes seulement; d'autres, l'affection des glandes, et beaucoup d'engorgements chroniques sous-cutanés hors de ces glandes.

Pour nous, nous adoptons la première opinion. Les engorgements chroniques sous-cutanés nous paraissent des collections tuberculeuses qui ne diffèrent en rien de ceux qui ont leur siége dans le parenchyme des organes (pulmonaires et autres); les tubercules sont un des produits de l'inflammation des glandes, des séreuses. Ces inflammations donnent naissance, tantôt à une altération de leur sécrétion naturelle (la sérosité), tantôt à la fibrine, plus ou moins concrète, jusqu'à former de fausses membranes; une autre fois à du pus, enfin à des tubercules. Si l'inflammation de ces glandes passe à une prompte résolution, la matière tuberculeuse est éliminée par les émonctoires naturels; dans les cas où l'inflammation persiste et devient chronique, cette matière morbide se fixe et forme des collections plus ou moins considérables dans l'organe atteint. Elle peut n'être pas portée plus loin, mais souvent elle envahit un plus ou moins grand nombre d'organes; elle se sert du sang pour véhicule, soit pour être éliminée hors de l'organisme, soit pour se fixer dans d'autres organes voisins ou éloignés de son siége primitif. (Le savant M. Lugol en a constaté la présence dans ce liquide.) Cette matière, de nouvelle formation (tissus accidentels), se trouve dans le parenchyme des organes, sous forme de granules qui se durcissent, puis après un temps plus ou moins long, ils se ramollissent et entraînent la désorganisation des tissus dans le parenchyme desquels ils s'étaient fixés. Ce-

pendant telle n'est pas toujours leur mode de terminaison. Il nous paraît évident que, dans certains cas,
ces produits morbides se dépouillent de leur élément
animalisé et se transforment en matière crétacée,
terminaison qui peut être regardée comme une guérison; d'ailleurs, beaucoup d'auteurs regardent cette
production crétacée comme provenant de tubercules
guéris.

Quand l'inflammation qui a donné naissance aux
tubercules disparaît promptement, ce qui est souvent
le cas dans le rhumatisme aigu, la pleurésie, etc.;
les tubercules, ne trouvant pas d'attraction dans les
organes qui ont conservé l'équilibre vital, sont éliminés par les voies naturelles.

Paragraphe deuxième.

Nous croyons qu'il est à propos de dire quelques
mots sur les affections des membranes muqueuses
ou plutôt sur l'affection, car nous n'en reconnaissons
qu'une (affection négative); de même que nous
n'admettons qu'une maladie des séreuses (maladie
positive). Ces deux états morbides présentent, chacun de leur côté, des formes variées, très-secondaires, eu égard à une foule de circonstances dépendant de leur siége, de la gravité des désordres produits, etc., ce qui a engagé les auteurs à leur donner
différents noms, bien que ces formes variées ne changent rien à leur nature essentielle qui reste toujours

positive ou négative. On pourra voir, dans le cours de notre ouvrage, qu'il n'existe pour notre méthode que ces deux caractères essentiels qu'il est de la plus haute importance d'avoir sans cesse présents à la mémoire.

L'affection des muqueuses est aiguë ou chronique. Dans le premier cas, la membrane est augmentée de volume, ses sécrétions plus abondantes sans présenter les caractères de l'inflammation; sa sécrétion est altérée dans sa densité, sa couleur, etc., sans offrir les produits que nous avons vus être sécrétés par les séreuses.

Si la résolution n'a pas lieu promptement, l'état chronique survient : alors cette membrane s'atrophie et continue de sécréter des muquosités, mais jamais de fausses membranes ni pus, ni tubercules, etc., ce que nous avons vu avoir lieu dans les séreuses enflammées. Que si on rencontre quelquefois un des produits morbides positifs à la surface des muqueuses, c'est qu'ils y ont été déposés par le sang qui, comme nous l'avons vu, sert souvent de véhicule aux produits morbides. Ainsi, il reste bien évident qu'il n'existe aucune ressemblance ni analogie entre les affections des séreuses et des muqueuses.

C'est donc à tort qu'on leur a donné le même nom (inflammation), car cette dénomination commune fait supposer une nature d'altérations morbides identique. Nous prouverons dans la suite la réalité de notre assertion.

Mais revenons au système lymphatique qui a des fonctions à remplir d'une plus haute importance qu'on ne l'avait cru. Aussi la nature l'a-t-elle répandu à profusion dans le parenchyme et dans le voisinage des organes. Elle a même formé un organe spécial, qui pût, dans le cas de maladie ou d'insuffisance d'une plus ou moins grande quantité de glandes, les suppléer : nous voulons parler de la rate qui est une agglomération de glandes lymphatiques. Il est facile de s'en convaincre en examinant cet organe au moyen du microscope ; on y constatera facilement et les loges et les globules dont nous avons parlé ; d'ailleurs, plusieurs auteurs y avaient déjà noté un grand nombre de glandes et de vaisseaux lymphatiques.

Pour se convaincre que les globules lymphatiques doivent devenir des globules sanguins, il n'y a qu'à faire attention à leur forme, leur composition ; puis examiner si, dans le sang et dans le chyle, on trouve assez de ces corps pour égaler le nombre de ceux qui sont contenus dans le sang artériel.

Plusieurs opinions ont été émises concernant les usages de la rate : nous venons d'indiquer un de ses principaux ; mais il ne nous paraît pas unique, car, outre sa structure ganglionnaire lymphatique, il entre encore dans sa composition une multitude de veines, semblables à celles du foie, provenant de la veine-porte. Il est donc fort probable que sa fonction de *diverticulum* du foie, que plusieurs auteurs lui assignent, n'est pas sans fondement; ce double usage serait dû à la nature différente de sa structure. En effet, serait-il raisonnable de croire que ces deux structures si différentes qui se trouvent agglomérées dans cette masse qu'on nomme la rate, puissent n'avoir qu'une seule et même fonction à remplir?

D'ailleurs, de quelle utilité serait, pour le foie, ces globules lymphatiques qui sont un produit d'une haute action vitale? Le foie n'est qu'un organe de sécrétion excrémentitielle; puisqu'il a été prouvé que la chylification se fait sans son concours, il n'y a qu'une fonction dépurative du sang comme dans les reins. Le sang de la veine-porte, qui fournit les éléments de la bile, prouve qu'il n'est qu'un organe de sécrétion, la bile n'est nullement nécessaire à la chylification. Il est pourtant probable qu'elle n'est pas étrangère à la solidification et coloration des fécès. Quant à la formation de la matière sucrée dans le foie, malgré l'autorité d'un grand nom, nous la révoquons en doute jusqu'à nouvelle information.

Les sécrétions excrémentitielles du foie et des reins étaient nécessaires pour débarrasser la constitution des produits de la décomposition; les transpirations et les exhalations eussent été insuffisantes. Ces deux organes, en même temps qu'ils débarrassent la constitution de la décomposition, éliminent la surabondance des matières qui n'étaient pas nécessaires à la nutrition. Aussi certaines organisations peuvent-elles commettre des excès d'alimentation (liquides et solides) sans en ressentir de mauvais effets pendant un temps plus ou moins long.

En examinant la nature de ces deux sécrétions, nous avons été frappé du rôle qu'y jouent les puissances positive et négative. Le foie sécrète une substance positive qui pour être éliminée va se rendre dans les intestins qui sont revêtus d'une membrane muqueuse, par conséquent cette substance joue un rôle électro-négatif. Combien d'effets importants résultent d'un petit nombre de causes! Ne voyons-nous pas, en effet, une simple sécrétion excrémentitielle concourir à la production d'une puissance sans laquelle il n'existerait ni mouvement ni vie?

Les reins sécrètent un liquide électro-négatif; par conséquent, il devait trouver une voie particulière d'élimination, attendu qu'il ne pouvait circuler avec le liquide précédent. L'harmonie aurait eu à en souffrir; mais, dans les œuvres de la nature, il n'existe pas d'anomalie. Quand nous croyons en rencontrer, nos sens nous trompent.

Nous avons dit plus haut que nous ne croyons pas que le rôle de la bile fût de partager le chyle des fécès; parce que ce partage n'a pas lieu dans le canal digestif; notre opinion est que les matières fécales sont éliminées du sang à la manière de la sueur et autres excrétions; que les matières fécales rejetées directement par les intestins et provenant du bol alimentaire, qui n'a pas été complétement transformé en chyle, sont des produits d'indigestions.

Cette manière de voir n'est pas aussi futile qu'on pourrait le supposer, attendu que des indications thérapeutiques importantes en découlent. Si cette assertion est vraie, il faudra chercher la cause de la constipation et de la diarrhée dans beaucoup de cas, ailleurs que dans le canal digestif. Ne voyons-nous pas en effet beaucoup de constipation chez les anémiques exempts d'affections intestinales du moins primitives.

Paragraphe troisième.

Avant de passer à la deuxième partie qui contiendra le traitement, nous croyons qu'il ne sera pas inutile de nous expliquer relativement aux fonctions du tissu cellulaire que nous n'avons fait que noter plus haut.

Le tissu cellulaire, cette base, cette trame, ce générateur de l'organisme, véritable protée, se prête à toutes les modifications. Ici, on le voit sans modifications apparentes de ses cellules, devenir tissu adipeux, qui ne présente d'autre différence que de contenir de la graisse au lieu de sérosité ; cependant plusieurs savants ont constaté que les cellules adipeuses ne communiquent pas entre elles comme les cellulaires.

Le célèbre Raspail est celui qui a le mieux démontré leur structure. Ces cellules adipeuses varient beaucoup en nombre selon les sujets, il s'en faut

qu'elles soient toutes en activité dans le même individu. Il doit y en avoir un grand nombre en état
de stérilité. Quand les circonstances favorisent leur
fonctionnement, comme une vie sédentaire, un régime trop succulent, on voit certains sujets devenir
monstrueux : malheur donc à celui qui étant posses-
seur d'un grand nombre de ces cellules favorise
leur complet perfectionnement.

On a dit que les privations qu'impose la misère
n'empêchent pas un embonpoint démesuré; ceci ne
peut être la règle, mais l'exception. Il existe une
foule d'exemples d'individus ayant acquis un embonpoint démesuré, qui, soumis à un régime sévère,
ont repris leur corpulence normale. Nous ne contes-
terons pas que beaucoup de personnes livrées à la
bonne chère et à l'oisiveté ne peuvent jamais prendre
d'autre embonpoint que celui qu'elles avaient avant
de se livrer à ce genre de vie, qui pourtant paraît si
favorable au développement de la graisse. Il ne nous
semble pas difficile de donner une explication à cette
apparente contradiction. En effet, tel possède en nais-
sant l'équilibre de tous les systèmes de l'organisme;
tel autre est pourvu d'une constitution où prédominent un ou plusieurs des systèmes, soit par héritage
de ses parents, soit par d'autres influences.

Nous avons cru utile de faire cette digression dans
l'intérêt des personnes atteintes de l'infirmité graisseuse, attendu que certaines opinions tendraient
à conseiller à ces victimes de l'intempérance de

ne rien faire pour se débarrasser de leur infirmité.

Revenons au tissu cellulaire. Les membranes séreuses paraissent être formées par du tissu cellulaire ; ce tissu comme ces membranes sécrètent de la sérosité et sont de même nature dans les deux cas (acide).

La sérosité du tissu cellulaire, partout où il ne remplit pas les fonctions immédiates de séreuses nous paraît être mise en réserve dans ces cellules pour suppléer les séreuses dans le cas d'insuffisance de ces dernières.

Ne les voit-on pas en effet communiquer entre elles avec la plus grande facilité, être remplies, gonflées, quand les séreuses n'absorbent plus, dans les cas d'hydropisie par exemple.

Nous avons vu le tissu cellulaire transformé en cellules adipeuses... Nous le retrouvons, mais ayant subi une modification plus tranchée à la surface interne ou profonde du derme où il est devenu membrane muqueuse qui, à un examen superficiel, pourrait encore être regardé comme du tissu cellulaire. Mais si l'existence de cette muqueuse n'est pas facile à reconnaître, il est aisé de constater à sa surface un produit qui lui est naturel, spécial, une sécrétion alcaline.

DEUXIÈME PARTIE

Du traitement électrique.

CHAPITRE PREMIER

Nous avons dit précédemment que nous expliquerions la terminaison des nerfs avant de passer à l'étude concernant l'application de l'électricité aux maladies. Nous commencerons par prouver que les nerfs du sentiment se terminent dans les séreuses et les nerfs du mouvement dans les muqueuses. En effet, quand les séreuses sont affectées, il existe de la douleur et dans les ganglions spinaux correspondant aux organes malades et dans la partie malade elle-même ; et comme il n'y a que les parties où se distribuent les nerfs du sentiment qui puissent éprouver un accroissement de sensibilité (douleur), on peut en conclure que les séreuses reçoivent exclusivement des nerfs sensitifs. Quand les muqueuses sont affectées seules, il n'existe aucune sensibilité dans les ganglions spinaux, parce qu'elles ne reçoivent que les nerfs moteurs. Si la partie malade dans ce cas fait éprouver de la douleur, c'est par la gêne qu'éprouvent les nerfs sensitifs qui passent dans cette partie ou près de là. Si parfois les affections des muqueuses font éprouver beaucoup de douleurs, c'est qu'il existe en même temps une affection de quelques séreuses ou d'une membrane mixte muquo-séreuse. Citons quelque exemple pour vérifier notre assertion. La bronchite simple n'occasionne aucune douleur, tandis que la pleuro-pneumonie est plus ou moins douloureuse et dans l'organe affecté et dans les ganglions correspondants. C'est que la première siége dans les muqueuses seules, la deuxième dans les séreuses. Pour obtenir une preuve sans réplique, on aura recours à l'autopsie.

On a dit que les muqueuses, ordinairement peu sensibles, le deviennent dans l'état de maladie; c'est une erreur. Nous nous sommes assuré que dans ces cas ce n'est pas une muqueuse pure, mais une muquo-séreuse.

Paragraphe premier.

Dans l'état de santé il serait impossible de vérifier ce que nous venons d'avancer; au contraire, rien n'est plus facile dans l'état de maladie. Sachant que les ganglions spinaux ont une intime connexion avec le grand sympathique et tous les nerfs du sentiment, nous avons recherché si ces ganglions sont influencés soit sympathiquement ou autrement par les maladies des organes où se distribuent les nerfs sensitifs. Voici ce que nous avons trouvé toutes les fois qu'une maladie siége dans une ou plusieurs séreuses. Il existe plus ou moins de douleur dans un point donné de la colonne vertébrale, c'est-à-dire dans un ou plusieurs ganglions spinaux. Dans ce cas, nous appliquons le pôle positif sur le ganglion correspondant, et le négatif sur la partie malade afin de diminuer la trop grande quantité de fluide positif dont cette partie est surchargée. On ne ressent que peu ou point le courant électrique dans les ganglions, mais bien dans la partie malade où un mouvement a lieu, mais peu ou point de douleur. En opérant ainsi, la maladie s'améliore promptement et est suivie de guérison, quand toutefois il existe encore assez de vitalité dans l'individu malade et que l'altération n'est pas portée trop loin.

Toutes les fois qu'il existe une maladie et qu'il y a absence de sensibilité ou douleur dans les ganglions spinaux, le pôle négatif est appliqué sur les ganglions et le pôle positif sur la partie malade. Toutes les fois qu'on n'observe pas cet ordre, le courant se fait sentir dans les ganglions, et rien ne se fait sentir dans la partie malade.

Paragraphe deuxième.

Nous avons réussi à trouver avec quel organe en particulier chaque ganglion correspond.

CHAPITRE II

La première paire (la sous-occipitale) selon M. Cruveilhier, dont nous suivrons la nomenclature, correspond au cerveau, aux yeux, au cervelet, aux oreilles, au nez, aux larynx ; les six ganglions suivants, aux muscles de la vie de relation, aux articulations mêmes des vertèbres, à la peau.

La huitième paire cervicale, aux poumons, aux plèvres, au cœur.

La première paire dorsale, à l'estomac.

La deuxième, au duodénum.

La troisième, aux colons.

La quatrième, au pancréas.

La sixième, à la partie du péritoine qui tapisse les parois abdominales.

La septième, au foie et à la rate.

La huitième, au diaphragme.

La neuvième, à la partie du péritoine qui revêt les circonvolutions intestinales.

La onzième, aux petits intestins.

La douzième, aux reins (rognons) et la vessie.

Le premier, deuxième, troisième, quatrième lombaire, à l'utérus, aux ovaires, à la prostate, aux vésicules séminales, aux testicules ; le cinquième et tout l'espace compris entre ce ganglion et le coccyx, au vagin, au canal de l'urètre.

Paragraphe troisième.

Les ganglions spinaux sont les pôles des organes auxquels ils correspondent; mais il existe d'autres pôles qui correspondent à tous les muscles de la vie de relation. Ces pôles sont situés dans les paumes des mains et dans les plantes des pieds : ainsi, on place le pôle positif dans la main droite et le négatif sous la plante du pied gauche; puis on place le pôle positif dans la main gauche et le pôle négatif sous le pied droit (c'est ce que nous appelons l'électrisation générale des muscles). Nous agissons ainsi quand un grand nombre de muscles sont malades; mais nous ne manquons pas d'électriser chaque partie malade en particulier, c'est-à-dire en plaçant le pôle positif sur les ganglions indiqués, et l'autre sur la partie malade. Il est bien entendu que l'on n'agit ainsi, relativement au placement des pôles, que lorsque l'affection est positive; autrement il faudrait les renverser.

Paragraphe quatrième.

Les auteurs qui ont écrit sur l'électricité ont essayé d'expliquer son mode d'action. Les uns ont prétendu que cet agent est stimulant, d'autres assurent qu'il agit chimiquement sur nos organes par combustion, etc. Nous ne nous étendrons pas davantage sur les diverses autres opinions qui sont plus loin de la vérité. Voyons si nous sommes capables de mieux résoudre le problème.

Évidemment l'électricité est stimulante, c'est-à-dire, qu'elle augmente le volume de la matière ; mais en est-il toujours ainsi ? Quiconque connaît les lois électriques et la nature de ce puissant agent, c'est-à-dire, sa *dualité*, ne pourra révoquer en doute que le fluide positif éloigne plus ou moins les unes des autres les molécules matérielles, diminue leur cohésion, le fluide négatif produit un effet contraire. Le premier fluide est la force centrifuge, le second la force centripète. L un est chaud, l'autre est froid. Donc le premier est stimulant vivifiant ; le second sédatif, produisant graduellement l'affaiblissement des corps vivants.

Paragraphe cinquième.

Maintenant que nous connaissons la nature si opposée de ces deux puissances, nous les emploierons logiquement ; cela nous paraît clair comme le jour.

En effet, si nous avons prouvé qu'il n'y a que les membranes séreuses qui reçoivent du fluide positif et les membranes muqueuses du fluide négatif, nous agirons sans incertitude dans l'un comme dans l'autre cas. Si nous avons affaire à la première de ces membranes, nous n'hésiterons pas sur le choix.

Nous aurons recours à la puissance sédative (négative), puisque les maladies de ces membranes sont toujours causées par une trop grande abondance de fluide stimulant (positif). Maintenant, quand il s'agira d'une maladie des muqueuses, nous agirons en sens contraire.

Comme il est facile de le voir, nous n'admettons que deux espèces de maladie: l'une positive, l'autre négative.

Paragraphe sixième.

Il ne nous paraît pas suffisant de jeter à profusion une des électricités, selon le cas, sur un organe malade, sans savoir comment se comporte cet agent à sa sortie d'une batterie et qu'il est entré dans un corps vivant.

Voici ce que nous croyons être la vérité : dans une séreuse malade, l'électricité positive prédomine sur la négative de la muqueuse qui est en antagonisme d'action dans cette partie. En y faisant passer un courant négatif, l'équilibre se rétablit de la manière suivante : des acides en excès augmentaient le volume de la séreuse; ils sont éliminés par le retrait du fluide positif, qui s'est combiné avec le négatif que nous avons introduit artificiellement. Ces fluides recomposés forment un excès qui sort du corps par les extrémités des pieds et des mains, et des poils, qui sont les pointes des machines électriques vivantes.

La même chose a lieu, lorsque le fluide positif que nous avons artificiellement introduit, les sels en excès, soit acide, soit alcalins, selon le genre de l'affection, rentrent dans le torrent circulatoire pour être éliminés par les émonctoires naturels. La même chose a lieu dans les crises des maladies lorsque le malade se rétablit, soit que la nature se suffise à elle-même, soit que l'art soit intervenu heureusement et intelligemment. En effet, que serait-ce donc que ce dépôt sédimenteux (matière âcre des anciens) dans les urines, cette sueur abondante, ces expectorations qui marquent le déclin des maladies. Quand une maladie est récente, elle guérit très-promptement par l'électricité ; parce que les acides ou les alcalis, selon le genre d'affection, ne sont pas encore en grande quantité dans l'organe, et n'ont pas encore distendu les fibres ; mais lorsqu'ils y sont accumulés en grande quantité, qu'ils ont fait perdre aux fibres leur élasticité naturelle et en ont détruit un plus ou moins grand nombre, alors il faut opérer, pendant des semaines, des mois. Une ou plusieurs séances doivent avoir lieu chaque jour ; c'est ce qui a lieu dans les maladies chroniques. Il est bien entendu que certains organes sont tellement désorganisés que tout retour à la vie est impossible.

Dans le cas où l'électricité est impuissante, il faut que l'organe soit profondément atteint, que la vitalité du sujet soit considérablement abaissée, car nous avons vu guérir des phthisies pulmonaires, qui

avaient produit des cavernes d'une certaine dimension.

Paragraphe septième.

C'est ici le cas des cicatrisations au moyen de
l'électricité. Mateuci a cité des guérisons de plaie
par l'électricité. Ce grand physiologiste dit qu'il faut
placer le pôle négatif sur la plaie, si elle sécrète des
acides; le pôle positif, si elle secrète des alcalis, c'est-
à-dire équilibrer les forces. A merveille ! nous sommes tout à fait de son avis. Toute notre théorie élec-
tro-médicale est basée sur ce principe, principe que
M. Mateuci paraît n'avoir regardé que comme un
fait isolé. Toute action électrique en découle, qu'il
s'agisse d'une plaie, d'une maladie d'une irritation,
c'est toujours ce principe qui préside au rétablissement de l'équilibre. En supposant que M. Mateuci ait
compris la généralisation du phénomène dans tous les
cas de lésion organique, il n'a pas indiqué le moyen
de reconnaître quelle électricité il faut employer
dans les cas qui ne sont pas accessibles à la vue.
Nous croyons avoir amplement comblé cette lacune.
C'est donc par les puissances d'attraction et de répulsion que l'équilibre rompu se rétablit. Toute organisation s'effectue sous l'influence de ces deux
puissances. Que la nature forme un corps n'importe
dans quel règne, animal végétal, minéral, elle a recours à cette puissante dualité dynamique sans la-

quelle il n'existe ni mouvement ni vie; toute matière est inerte.

Paragraphe huitième.

Une objection sérieuse en apparence pourrait nous être faite. En effet, en admettant seulement deux classes de maladies, l'une siégeant dans les séreuses, l'autre dans les muqueuses, nous donnons un bill d'indemnité au reste des tissus qui concourent à composer les corps animés. Ainsi les tissus tendineux, cartilagineux, aponévrotiques, la substance calcaire des os et même la substance cérébrale seraient exempts de maladie. Aucun nerf sensitif ni moteur ne se terminent dans ces substances : donc elles n'ont point de vie par elles-mêmes ; elles n'ont qu'une vie empruntée à celle des séreuses et des muqueuses, qui les avoisinent et auxquelles souvent elles servent d'appareil isolant.

Cette vie d'emprunt leur est communiquée par une espèce *d'induction*, nous sommes tenté de dire véritable induction.

Aussi ne participent-elles que rarement aux affections de leurs puissantes inductrices. Pour s'en convaincre il n'y a qu'à se rappeler les nerfs dont le névrilemme est de nature tendineuse, passant intacts au milieu d'ulcères tuberculeux, cancéreux, etc.

Est-ce à dire que ces tissus n'éprouvent aucune altération? Nous sommes éloignés de nier la fréquence de leurs altérations et même leur désorganisation, mais ces phénomènes n'ont pas lieu de la même manière. Dans les cas où ils subissent des altérations, c'est à la manière des corps inorganiques; quand ils viennent à réparer leurs pertes, c'est sous l'influence des véritables membranes vivantes (les séreuses et les muqueuses) par le procédé d'induction déjà cité.

Qu'on mette un tendon à nu, il s'exfoliera, c'est-à-dire qu'il se désagrégera à la manière des corps inorganiques, et ne subira point le phénomène que nous appelons inflammation.

Nous ne croyons pas qu'un tissu organique, qui ne reçoit que des vaisseaux nourriciers, puisse continuer à vivre, si les deux membranes qui reçoivent à la fois des artères, des veines et les deux espèces de nerfs, lui sont enlevées; l'exfoliation des os et des tendons dénudés en fournissent la preuve.

Paragraphe neuvième.

Nous venons de citer la substance cérébrale comme n'étant pas susceptible de subir l'état inflammatoire. Outre la logique des faits qui nous donne raison, nous sommes encore, en quelque sorte, appuyés par le vague qui règne dans les descriptions des auteurs qui ont rapport à l'encéphalité. En effet, ils ne paraissent pas bien sûrs de l'existence de l'encéphalité; aussi disent-ils sans distinction méningo-encéphalite. Nous allons tâcher de sortir de ce vague et assigner à l'inflammation cérébrale son véritable siége.

Nous avons examiné avec la plus scrupuleuse attention les modifications pathologiques produites par l'inflammation cérébrale. Nos recherches particuculières, ainsi que la lecture des plus grands maîtres, n'ont pu nous convaincre que l'affection appelée méningo-encéphalite pure eût son siége ailleurs que dans l'arachnoïde. Le ramollissement du cerveau, son induration, son état hyperémique ne sont que des lésions secondaires qui n'ont aucun rapport avec l'inflammation.

Si on trouve des foyers purulents, des tubercules, des dégénérescences cancéreuses, etc., ce n'est pas dans la substance cérébrale propre qu'ils prennent naissance, mais bien dans les glandes lymphatiques et dans le tissu cellulaire disséminés dans cette substance. Le cerveau proprement dit n'est pas plus susceptible de s'enflammer que les nerfs qui en sont la continuation. Si on nous demande d'où proviennent les troubles des fonctions cérébrales dans le cas d'inflammation méningo-encéphalite, s'il n'y a d'atteinte que la séreuse, nous demanderons à notre tour comment les mêmes troubles ont aussi bien lieu lorsqu'une maladie grave siége loin de cet organe, par exemple dans les fièvres ataxiques, l'érésipèle de la tête, les névroses, etc. ?

Paragraphe dixième.

Si on avait toujours découvert le siége des inflammations, au lieu de le supposer d'après des altérations qui ne leur appartiennent point, on n'aurait
pas écrit tant de pages inutiles, quoique écrites avec
beaucoup de talent, sur l'encéphalite locale et diffuse.
Ces longues descriptions ne sont pas seulement oiseuses ; mais encore elles font naître des idées fausses,
appuyées qu'elles sont par l'autorité de grands noms,
et peuvent entraîner des conséquences plus ou moins
fâcheuses relativement au traitement.

Nous croyons fermement que le cerveau proprement dit n'est pas susceptible d'inflammation, pas
plus que les autres tissus, qui ne sont ni muqueuses
ni séreuses. Nous engageons les savants à bien revoir
l'anatomie pathologique de ces tissus.

Paragraphe onzième.

Maintenant examinons si l'inflammation cérébrale
peut avoir son siége dans d'autres tissus que les séreuses. Que trouve-t-on à la suite des inflammations
décrites sous les noms méningo-encéphalite ? de la
sérosité anormale, des plaques de lymphe plastique
plus ou moins concrètes jusqu'à former de fausses
membranes, du pus et enfin des tubercules. D'où
proviennent ces produits ? On attribue généralement

leur formation à un afflux trop considérable de sang dans ces parties. Dans la méningite on croit voir l'inflammation de la pie-mère, parce que ces vaisseaux sont hyperémiés. Sa substance baignée d'une sérosité anormale, très-souvent de pus, son adhérence à la substance cérébrale et à la membrane séreuse est évidente. Tous ces produits de l'inflammation proviennent de la séreuse, seule susceptible de prendre un état positif exagéré (état inflammatoire).

Paragraphe douzième.

Nous avons donné les raisons péremptoires de la loi qui préside aux inflammations. Nous avons déterminé les tissus qui sont susceptibles de subir cet état et ceux qui n'en sont pas susceptibles. On doit se rappeler ce que nous avons dit des bourgeons charnus qui ne sont que des papilles enflammées des séreuses, ce n'est que dans ces petits organes qu'on trouve l'énigme des inflammations et de leurs produits.

Paragraphe treizième.

Nous avons défendu la substance cérébrale contre l'inflammation. Nous affirmons, en outre, qu'elle n'a aucune sensibilité par elle-même, qu'elle n'est qu'un instrument passif de l'âme, un agent docile à ses volontés, par l'intermédiaire des deux puissances électro-positive et électro-négative que nous avons démontrées. L'âme est donc le véritable homme, l'homme complet, l'homme immortel, non pas comme on l'a dit et cru, immatériel ; car ce qui n'est pas matière ou substance, n'est absolument rien. Dieu lui-même ne peut pas n'être pas matière ou substance ; mais entre la matière qui tombe sous nos sens et la substance du grand infini, il y a une immensité, un océan incommensurable. On est saisi de vertige à la pensée seule de mesurer cette distance infinie ; mais l'inflexible logique nous crie : Dieu est substance, sans quoi il n'existerait pas, il serait néant.

Nous avons trouvé l'occasion de faire notre profession de foi spiritualiste ; nous l'avons faite avec bonheur, sans souci des critiques, parce que nous ne tairons jamais une vérité quand nous l'aurons reconnue. Jamais aucun préjugé, quelle que soit son omnipotence, ne nous fera fléchir le genou devant lui, ni rougir de suivre le drapeau de la vérité ; car elle seule est la mère de la philosophie, de toutes les sciences et de tous les progrès.

Nos lecteurs nous pardonneront cette digression, pourvu qu'ils réfléchissent qu'on ne peut penser au cerveau, sans chercher à approfondir le divin mécanisme de ce sublime laboratoire de la pensée et de l'intelligence qui nous permet d'être en rapport avec nous-même, avec la nature, avec Dieu.

Paragraphe quatorzième.

Revenons à l'électricité. Nous ne comprenons pas trop ce que les auteurs qui ont écrit sur l'électricité, ont voulu dire en parlant de la recomposition de ce fluide dans les nerfs. D'après eux, il semblait que les deux fluides, introduits artificiellement dans les corps animés, se recomposent en totalité dans ces mêmes corps à des points indiqués par eux ; cependant ils parlent de courants réflexes, très-dangereux, selon eux, sur les centres nerveux. On dirait qu'ils opèrent sur des corps simples, bons conducteurs, comme le cuivre, etc. Pure illusion que ces hypothèses. Nous allons passer en revue les phénomènes tels que nous les avons souvent vus.

Quand on opère sur un corps vivant, sain, en parfait équilibre, et qui, par conséquent, est en état de repousser aussi bien un genre d'électricité que l'autre, le courant introduit artificiellement doit être éliminé immédiatement par les pointes naturelles dont nous avons parlé ; autrement il détruirait l'équilibre. Mais ce phénomène est peu important pour nous, attendu que notre méthode n'est relative qu'à l'état pathologique. Dans ce dernier cas, voici comment les phénomènes se passent. Une fois l'électricité introduite artificiellement dans un corps vivant, plus ou moins hors de son équilibre normal, elle cesse d'obéir à l'impulsion de la machine employée pour suivre la voie que lui imprime ce corps. Appliqués d'après notre méthode, nous avons pu voir que, loin de marcher à la rencontre l'un de l'autre, comme dans les métaux, les deux courants se dirigent dans les organes où ils sont attirés, c'est-à-dire là où l'équilibre est altéré. Ainsi dans une affection rhumatismale qui siége dans un plus ou moins grand nombre des muscles, quel que soit le muscle sur lequel nous placions le pôle négatif, les malades sentent souvent l'effet électrique dans les autres muscles malades.

Paragraphe quinzième.

Pour prouver ce que nous avançons, nous allons citer des cas de guérison d'organes éloignés du siége de la maladie que nous traitions par l'électricité.

Première observation.

Madame Dagobert à New-York, Wooste-Street 2, souffrait depuis longtemps d'un rhumatisme à l'épaule droite ; elle avait été traitée par des émissions sanguines et sans aucun succès. L'épaule, le bras, l'avant-bras, la main, les doigts lui faisaient éprouver des douleurs qu'elle comparait à la sensation d'un fer rouge. Il existait un gonflement et une rougeur considérables. C'était pendant un hiver rigoureux ; aussi fallut-il près d'un mois de traitement

pour obtenir la guérison complète. Cette dame était
pâle comme de la cire, même avant d'être atteinte de
rhumatisme. Elle attribuait avec raison, selon nous,
sa mauvaise santé à un écoulement vaginal considérable. Il faudrait, disait-elle, que vous me débarras-
siez de mes fleurs blanches, quand mon rhumatisme
sera guéri. Le rhumatisme ayant complétement disparu, nous lui rappelâmes ce qu'elle avait dit relativement à ses fleurs blanches. Elles sont parties avec
le rhumatisme, répondit-elle. On pourrait penser
que cet écoulement aurait pu avoir cédé aux efforts
seuls de la nature. Cette supposition ne paraît guère
admissible ; car cette dame en était affectée depuis
plus de dix ans. Une circonstance qu'elle nous fit
remarquer enlève toute espèce de doute. Depuis
que je souffrais peu de mon rhumatisme, ajouta-
t-elle, je sentais souvent dans les reins, le bas ventre
un mouvement semblable à celui que j'éprouvais
dans l'épaule et dans le bras, quand vous m'électri-
siez. Comme déjà nous avions remarqué que, pendant un traitement électrique quelconque, les malades sentent parfois plus ou moins longtemps après
l'opération les mêmes contractions que pendant
l'opération, nous croyons pouvoir attribuer la guérison de l'organe génital chez cette dame à l'électrisation pratiquée pour un rhumatisme siégeant très-
loin de l'utérus. Nous devons faire remarquer que
les malades qui éprouvent dans les intervalles des
électrisations des effets semblables à ceux qu'il res-

sentent pendant l'électrisation elle-même, guérissent plus souvent et plus promptement que ceux qui n'éprouvent pas ce phénomène.

Nous pourrions citer une foule d'exemples semblables, nous nous contenterons de rapporter quelques-uns des plus intéressants.

Paragraphe seizième.

Nous avons guéri des paralysies causées par des hémorragies cérébrales, à toutes les époques de l'affection, aussi bien les récentes que les anciennes, et cela en électrisant les membres paralysés seulement, c'est-à-dire les muscles comme dans le cas de rhumatisme. Les malades qui éprouvaient des maux de tête ont cessé de les ressentir aussitôt que la paralysie a été guérie. Penserons-nous, avec l'auteur de l'électrisation localisée, que nous avons borné l'effet électrique aux muscles paralysés? Assurément non, nous ne le pensons pas. Nous sommes bien persuadés que l'électricité a été conduite à la lésion cérébrale par une action réflexe, si redoutée par le même auteur. Aussi, dans les paralysies de ce genre, nous nous gardons bien d'appliquer le pôle positif sur les muscles paralysés; car l'action réflexe au lieu de diminuer la lésion cérébrale l'augmenterait indubitablement, pourrait même produire l'hémorragie, tandis que cette action réflexe étant négative, resserre le tissu cérébral flogosé, si la lésion est récente, dissout le kiste hémorragique, si elle est ancienne.

Deuxième observation. — Mai 1861.

Il y a environ trois semaines, nous avons guéri un vieux Arménien paralysé du bras et de la jambe gauche par suite d'une hémorragie cérébrale qui datait de trois ans. Il pouvait marcher en traînant la jambe, mais le bras était presque sans mouvement ; les doigts étaient couchés dans la main ; il ne voulut faire soigner que son bras qui guérit après une quinzaine d'électrisations. A cette époque, sa jambe était aussi complétement guérie que son bras, bien que nous n'eussions jamais électrisé sa jambe. Nouvelle preuve que l'électricité, une fois introduite dans un corps malade, agit comme nous l'avons dit précédemment, et non point comme dans des métaux bons conducteurs.

Veut-on une nouvelle preuve que l'électricité ne se localise pas, comme on l'a prétendu, et qu'elle ne se recompose pas comme dans les métaux conducteurs, quand un organe la requiert? On peut l'avoir dans les guérisons d'hystéries que nous avons obtenues ; en effet, en électrisant les parties malades, les muscles, ordinairement l'hystérie disparaît aussi bien que les douleurs musculaires. On peut en voir des exemples dans nos observations d'hystéries recueillies à New-York, Constantinople et Paris.

Paragraphe dix-septième.

Nous croyons devoir faire remarquer ici qu'une personne atteinte d'une maladie positive, disséminée dans plusieurs organes, guérira de toute l'affection, quand bien même on n'électriserait qu'un des organes affectés, tandis qu'une autre personne, atteinte tout à la fois d'une affection positive et d'une affection négative, ne guérirait pas si on n'appliquait qu'une des électricités; si même il arrivait que les deux maladies eussent leur siége près l'un de l'autre, on augmenterait l'une en traitant et même en guérissant l'autre. Le cas devient embarrassant. Dans ces circonstances, il faudrait avoir recours à l'usage d'une machine à courants indirects (nous expliquerons plus loin la différence d'effets des machines à courants directs de ceux des machines à courants indirects). S'il n'y avait pas de succès, on devrait s'occuper de l'affection la plus dangereuse et ne traiter l'autre qu'après la disparation de la première. Nous citerons, par exemple, une pleuro-pneumonite et une bronchite. Pour éclaircir davantage, nous citerons l'observation suivante :

Troisième observation.

La dame du chambellan du grand-vizir de Constantinople, atteinte d'une névralgie faciale et d'une maladie chronique de l'utérus, qui causait souvent des accès hystériques, était en voie de guérison quand elle fut atteinte d'un coryza. Nous voulûmes la débarrasser de cette nouvelle incommodité. Nous appliquâmes le pôle positif sur le nez, parce que l'affection était négative : le coryza disparut ; mais la névralgie, qui était presque guérie, reparut avec sa première violence, parce qu'elle réclamait l'électricité négative. Appendice au chapitre III.

Comme l'application pratique de l'électricité est la chose essentielle, le but final de notre travail, nous allons y revenir avec plus de détails, car jusqu'ici nous ne nous sommes guère occupé que de généralités à cet égard.

De l'application de l'électricité à chaque maladie en particulier.

Pour bien opérer, il faut que le pôle, muni d'une éponge humide, soit promené de haut en bas sur les organes malades, jamais de bas en haut. On devra s'arrêter sur les endroits les plus sensibles à l'électricité, mais faire attention à la sensation que le malade éprouvera : si elle consiste dans un mouvement, avec plus ou moins de douleur, c'est là qu'il faut insister plus ou moins longtemps ; quand le malade accuse une sensation de picotements ou de brûlure, le mal n'est pas là. C'est seulement sur la peau que l'action se fait sentir ; cependant, s'il existait en cette place du mouvement dans l'organe malade, plus ou moins de douleur, il faudrait diminuer la force du courant jusqu'à ce que le mouvement seul fût ressenti. Nous allons nous occuper des maladies de la tête.

Si l'affection est aiguë, rien n'est plus facile que de reconnaître son siége ; en effet, il suffira d'exercer une certaine pression avec les pouces sur les ganglions sous-occipitaux, première paire cervicale de M. Cruveilhier, dont nous adoptons la nomenclature. Aussitôt le malade accusera une douleur, et dans les ganglions et dans la partie malade. Si on a affaire à l'état chronique, la douleur ne se fera sentir que dans les ganglions. Supposons une inflammation de la séreuse (méningite des auteurs), on placera le pôle positif sur les ganglions sous-occipitaux, et l'autre sera promené sur la partie malade. Si la maladie est aiguë, il faudra électriser peu de temps, dix à quinze minutes, deux ou trois fois par douze heures. Nous avertissons, une fois pour toutes les maladies, que la force de l'électricité doit être graduée selon le désir des malades; cette règle leur est agréable et très-salutaire. Si on a affaire à l'état chronique, l'opération pourra durer un quart d'heure à une demi-heure et plus, si le médecin en voit la nécessité. Nous donnerons, dans la troisième partie, des exemples de ces cas. Nous dirons seulement ici qu'ayant affaire à une épilepsie, dont il nous fut impossible de reconnaître le siége, mais soupçonnant qu'il pouvait être au cerveau ou dans ses appendices, nous plaçâmes le pôle positif sur les ganglions sous-occipitaux, tandis que l'autre fut promené sur toutes les parties de la tête, de haut en bas. Arrivé à la partie inférieure du cervelet, un peu à gauche, le malade s'écria : « Ah ! vous allez me donner mon attaque ; je sens dans les yeux les mêmes *étincelles* que je ressens avant de perdre connaissance. » Ce malade guérit après quelques semaines d'électrisation. Nous n'en dirons pas davantage ici, attendu que son histoire est consignée ailleurs. Le lecteur demandera peut-être comment, ne trouvant pas de signes d'une maladie positive (inflammatoire), nous n'en avons pas conclu que nous avions affaire à une affection négative. Deux raisons éloignaient de nous cette pensée : la première, c'est que les maladies négatives du cerveau doivent être très-rares, car nous n'en avons jamais rencontré ; la deuxième, c'est que nous savions par expérience que les névroses sont toutes des affections positives. On le verra dans notre nomenclature nosologique, à laquelle nous conservons cette dénomination.

Les maladies des yeux se traitent de la même manière que les affections cérébrales, c'est-à-dire qu'on applique un des pôles, le négatif ou le positif, selon la nature de la maladie, sur les ganglions sous-occipitaux, et comme il y a entre-croisement pour les fibres cérébrales, on applique sur le ganglion gauche pour l'œil droit, et *vice versâ*, l'autre pôle sur les paupières fermées. On agira de même pour les oreilles, le nez, le larynx, lesquels organes sont aussi en connexion avec les ganglions sous-occipitaux. Pour les oreilles, nous employons un conducteur de la longueur de trente centimètres environ ; ce conducteur consiste en un fil de cuivre revêtu de gutta-percha dans toute son étendue, excepté aux deux extrémités, dont l'une est recouverte d'une petite éponge fine, d'un calibre propre à introduire jusqu'au fond de l'oreille ; l'autre extrémité est recourbée, de manière à pouvoir être accrochée à l'anneau de la poignée. Pour les autres cas, il faut que le malade ressente le courant jusqu'au fond de l'oreille ; il est même souvent nécessaire d'électriser la trompe d'eustache, ce que l'on fait en portant le pôle jugé nécessaire (positif ou négatif), selon la nature de l'affection, sous l'angle de la mâchoire, l'autre sur les ganglions sous-occipitaux. On agira de même pour les narines, la gorge, le larynx. Dans quelques cas, qui avaient résisté à ce mode d'application, nous avons placé, pour les inflammations du voile du palais, des amygdales, un pôle sous chaque angle de la mâchoire, ayant soin de tenir les pôles deux ou trois minutes, puis de porter celui qui était à droite à gauche et celui de gauche à droite, en continuant ainsi tout le temps de l'opération, pour le larynx. On peut aussi avec avantage faire placer les deux pôles de la manière que nous venons d'indiquer, mais pendant l'opération on promènera l'un des pôles le long du larynx ; s'il s'agit d'une maladie positive, c'est le négatif qui sera mis en mouvement, l'autre restant en place ; puis on changera le pôle fixe de côté, en continuant de mouvoir l'autre comme il vient d'être dit.

Pour suivre l'ordre des ganglions de haut en bas, nous allons passer aux affections qui sont sous la dépendance des ganglions cervicaux ; en pressant sur ces ganglions, on saura sur lesquels il faudra placer le pôle positif si l'affection est positive, le négatif si elle est négative. Quand ce choix sera fait, on promènera l'autre sur la partie malade.

Mais cette indication serait peut-être trop vague ; c'est pourquoi nous entrerons dans de nouveaux détails, afin de ne laisser ni doute ni embarras.

Pour les rhumatismes de la tête, ainsi que les névralgies, appliquer le positif sur les ganglions cervicaux que l'on aura trouvés sensibles à la pression, excepté sur le premier et le huitième, qui correspondent, le premier au cerveau, le huitième aux poumons et au cœur, le négatif sur la partie malade. Il arrive quelquefois que la maladie est très-ancienne, et que les ganglions correspondants sont peu ou point sensibles ; dans ce cas, on essayera les deux ou trois premiers ganglions, on s'arrêtera sur celui où le courant agit le mieux sur la partie malade.

Pour les rhumatismes des articulations de membres et de vertèbres, on placera le positif sur les ganglions cervicaux qui auront fourni les signes indiqués ; le négatif sera tenu et promené de temps en temps sur le mal. Les autres inflammations de ces parties seront traitées de la même manière. S'il arrivait que la sensibilité des ganglions cervicaux fît défaut (ce qui est très-rare), on essayerait les premiers ganglions cervicaux (excepté le premier), et on s'arrêterait sur celui où le courant agit le mieux sur la partie affectée. Nous devons faire une remarque applicable dans toutes les maladies, excepté pour les cas que nous avons signalés, en parlant des ganglions sous-occipitaux; nous voulons parler du choix du ganglion, c'est-à-dire qu'il est indispensable de placer le pôle sur le ganglion du côté droit pour les maladies affectant le côté droit du corps, et sur le ganglion gauche pour le côté gauche. Dans certaines inflammations des grandes articulations, comme tumeurs blanches, il faut promener les deux pôles autour des articulations, en ayant soin de ne pas trop les rapprocher l'un de l'autre. Pour les rhumatismes du cou, du tronc, des bras, des extrémités inférieures, on fera l'élection des ganglions cervicaux sensibles, et on appliquera le positif sur celui de ceux qui auront fourni les signes requis, le négatif sur le mal. Quand l'affection est très-étendue, on opérera pendant au moins une demi-heure; après avoir électrisé toutes les parties malades, il sera avantageux de faire une électrisation générale (Voyez *Électrisation générale*).

L'organe cutané est aussi sous l'empire des ganglions cervicaux, excepté le premier et le dernier.

Ainsi toutes les maladies de cette enveloppe sont positives et doivent être traitées de la même manière que les rhumatismes. La goutte, qui n'est autre chose qu'une affection rhumatismale, siégeant dans les séreuses des articulations, devra être traitée comme les rhumatismes; d'ailleurs il est rare qu'elle ne soit pas accompagné de rhumatisme musculaire quand cette affection est très-ancienne et que les accès se répètent souvent; il arrive quelquefois que le pôle positif étant appliqué sur les ganglions cervicaux, le courant ne se fait que peu ou point sentir dans la partie malade. Dans ces cas, assez rares du reste, il faut porter le pôle positif sur le nerf sciatique, à la région fessière, et le négatif sur le mal. En pressant sur le dernier ganglion cervical, de chaque côté, on découvrira si la maladie siége dans le poumon droit, si le ganglion droit est sensible; dans le gauche, si c'est le ganglion gauche. En parlant des poumons, nous comprenons les plèvres; de plus, le ganglion gauche a la même connexion avec le cœur. Si donc il y a absence de signes d'affection pulmonaire, il est clair que le cœur est atteint. D'ailleurs les affections de cœur présentent des symptômes locaux, qui ne laissent aucune incertitude. Les poumons ont aussi des symptômes que l'auscultation et la percussion savent découvrir. Pourtant dans la première période de la phthisie, il existe très-souvent des incertitudes très-préjudiciables pour les malades et la réputation du médecin. Notre diagnostic électrique lèvera toute

incertitude, et la maladie guérira très-promptement,
tandis que plus tard la guérison deviendrait difficile
ou impossible. Dorénavant on n'appliquera pas sur
les ganglions douloureux le remède qui doit être
porté sur l'organe affecté, les douleurs ressenties
dans les ganglions n'étant que sympathiques. En
effet, les ganglions étant les pôles des organes auxquels ils correspondent, sont gorgés de fluide positif,
que les organes malades ne laissent plus facilement
circuler. Ces petits organes ganglionnaires sont autant de petits cerveaux de la vie organique ; mais ils
sont eux-mêmes sous la dépendance cérébrale. Plusieurs grands physiologistes avaient pensé la même
chose, relativement aux fonctions du système ganglionnaire du grand sympathique, mais il ne nous
paraît pas qu'ils aient connu leur dépendance du cerveau. M. Auguste Marie, du Havre, attribue aux
ganglions non-seulement une fonction de nutrition,
mais encore il les regarde comme présidant à l'instinct, de même que le cerveau aux actes intellec-
tuels et moraux. D'après lui, l'instinct chez l'homme
est sous la dépendance du système ganglionnaire,
mais sous la direction cérébrale, tandis que chez les
animaux l'instinct est complétement sous l'empire
ganglionnaire. Il en donne de très-bonnes et ingénieuses raisons, qu'il tire de la physiologie et de
l'anatomie comparée ; mais selon lui, chez les êtres
acéphales, l'instinct est irrésistible. Mais à mesure
qu'on s'élève dans l'échelle animale, l'instinct subit

le contrôle cérébral, beaucoup plus marqué dans les vertébrés que dans les invertébrés, puis à un suprême degré dans l'homme. Cependant l'instinct est presque égal chez le sauvage et l'animal supérieur. L'homme civilisé présente seul une supériorité immense, incomparable. Si la civilisation a délivré l'homme du joug des mauvais instincts, en lui enseignant à tirer meilleure partie de tous les instincts, en les faisant tourner à son avantage et à celui de ses semblables, on peut jusqu'à un certain point regretter qu'elle lui ait fait perdre complétement l'instinct que possèdent les animaux, de choisir, sans jamais se tromper, les substances végétales propres à rétablir leurs santés ou en prévenir l'altération ; mais il faut bien se résigner à perdre quelque chose sous le rapport physique, quand on a tout gagné moralement.

Les lecteurs qui voudront lire le beau discours de M. Marie, sur ce sujet, seront, nous n'en doutons pas, charmés des vues ingénieuses de l'auteur, qui peuvent avoir une utilité pratique.

Le discours a été prononcé par lui à la Société des Études diverses, au Havre, au commencement de 1847.

Nous n'avons pu résister au plaisir d'extraire ces quelques mots et de les soumettre à nos lecteurs, bien que leur place eût été mieux choisie dans notre partie théorique. Nous rappelant ce qui a été dit relativement aux poumons, aux plèvres, au cœur, prenons une pneumonie ou une pleuro-pneumonie, et soumettons-la à l'application électrique, selon notre méthode. Après avoir placé le pôle positif sur le ganglion droit si la maladie est à droite, nous allons promener l'éponge humide du pôle négatif sur la région malade, en l'arrêtant assez longtemps sur les points où les courants se font le plus vivement sentir ; et même après avoir quitté ces points pour d'autres, s'il y en a, on y reviendra plusieurs fois dans le cours de la même opération. Chaque électrisation doit être généralement d'une demi-heure, quelquefois plus ; elle doit, dans les maladies aiguës, être répétée au moins deux fois par jour. Si on veut avoir un prompt résultat pour une bronchite, sans complication, on renverse les pôles, c'est-à-dire le pôle négatif, sur les mêmes ganglions, et le pôle positif sur les parties malades, de la même manière que dans le cas précédent. On n'oubliera pas de promener le pôle de haut en bas.

Si on a affaire à une affection tuberculeuse, on opérera comme dans le cas de pleuro-pneumonie. Après avoir électrisé les parties antérieures et latérales de la poitrine, on appliquera le pôle positif sur la langue et on promènera l'autre sur la région postérieure de la poitrine en avançant un peu sur les côtes ; quelques minutes suffisent, tant est grande l'influence dans ce mode d'opération ! Bien souvent, les affections tuberculeuses des poumons guérissent sans avoir recours à ce dernier procédé, mais il est bon d'avertir qu'il est très-avantageux.

Les hémorragies pulmonaires, aussi bien que toute autre espèce se traitent avec succès en appliquant le pôle négatif sur l'organe malade, et le positif sur les ganglions qui correspondent aux organes où siége l'hémorragie.

Si en pressant sur le deuxième ganglion dorsal, les signes d'une affection positive se font sentir, il faut appliquer le pôle positif sur le ganglion droit si c'est de ce côté qu'est le mal, sur le gauche si c'est à gauche, puis promener le pôle négatif sur l'estomac en ayant soin de s'arrêter plus longtemps sur les points les plus sensibles.

S'il y a absence de signes indiquant une maladie positive, c'est-à-dire absence de sensibilité ganglionnaire, on renversera les pôles; le négatif sera porté sur les mêmes ganglions, et le positif sur l'estomac. L'un des pôles, selon que l'affection est positive ou négative, étant toujours appliqué sur les ganglions correspondant à l'estomac, on peut électriser tout le canal digestif quand le mal est sans gravité; mais, dès qu'il s'agit de maladies sérieuses, il est de toute nécessité d'agir sur les ganglions qui sont en connexion avec chaque organe.

Nous devons faire remarquer que souvent les membranes séreuses et les muqueuses sont affectées en même temps, mais pour l'ordinaire l'une est plus grave que l'autre; c'est la plus grave qui doit nous occuper. Cependant il est bon de se servir dans ces cas de courants indirects. (Voyez l'article concernant cette matière.)

Ainsi, supposons que nous ayons une affection négative du canal digestif, et en même temps des signes qui annoncent une maladie de quelques séreuses comme celles des muscles de la tunique musculaire de ce canal, ce qui arrive assez souvent. Il faudrait appliquer le pôle positif sur les ganglions indiqués et le négatif sur les parties malades. Mais on aurait soin de se servir du courant indirect.

Nous avons indiqué précédemment les ganglions qui sont en connexion intime avec chaque partie du canal digestif, nous nous bornerons à conseiller d'observer les mêmes règles que nous venons de tracer pour l'estomac. Nous ne quitterons pas le canal digestif sans avoir averti le lecteur que la dyssenterie est une maladie positive; pour la traiter, il faut appliquer le pôle positif sur la dernière paire des ganglions lombaires, l'autre à l'anus; les hémorroïdes se traitent de la même manière. La quatrième paire ganglionnaire dorsale correspond au pancréas, dont il est le pôle. Si ce ganglion donne des signes d'affection positive, on appliquera le pôle positif sur ce ganglion et le négatif sur le pancréas. La huitième paire dorsale correspond au ganglion droit, au foie, le gauche à la rate. Quand on a constaté des signes d'une maladie positive dans le ganglion droit, on place le pôle positif sur ce ganglion et le pôle négatif sur la région du foie; comme cet organe est quelquefois augmenté de volume, on aura soin de promener le pôle dans toute l'étendue. On agira de même pour la rate, excepté comme nous l'avons dit que le pôle sera placé sur le ganglion gauche.

Quand ces organes ne présentent aucun signe d'affection positive et que cependant leurs fonctions sont altérées ou que leurs volumes ne sont plus à l'état normal, surtout s'ils sont atrophiés, leurs maladies sont négatives ; dans ces cas, on applique le négatif sur les ganglions et le positif sur l'organe malade. Les affections positives du diaphragme se manifestent en pressant sur le septième ganglion ; la neuvième paire dorsale préside aux fonctions de la partie du péritoine qui revêt les circonvolutions intestinales. Si donc on avait à traiter une péritonite, on devrait agir d'abord sur la sixième paire, puis sur la neuvième en observant les règles que nous avons données. Le péritoine étant une membrane séreuse ne peut être affecté que positivement.

Si l'un ou l'autre ou les deux ganglions de la onzième paire donnent des signes d'affection positive, on appliquera le pôle positif sur les ganglions et le pôle négatif sera promené sur les petits intestins.

Quand les ganglions de la douzième paire dénotent par leur sensibilité des signes positifs, on appliquera le pôle positif sur la région de la vessie, et le négatif sera appliqué sur les reins (rognons). Si la vessie est malade et que les ganglions de cette même douzième paire soient sensibles et qu'il y ait absence d'affection des reins, on appliquera le pôle positif sur ces ganglions et le négatif sera promené sur la vessie.

Les quatre premières paires lombaires président aux fonctions de l'utérus et de ses appendices chez la femme ; c'est donc à la sensibilité morbide de ces ganglions qu'on reconnaîtra les affections positives de cet organe et de ses appendices.

Dans ces cas, l'application du pôle positif se fera sur celui ou ceux de ces ganglions qui auront manifesté cette sensibilité anormale, et du pôle négatif sur l'utérus et ses appendices.

Ces mêmes ganglions sont également les pôles des organes génitaux chez l'homme ; ainsi les testicules et leurs appendices, ainsi que la glande prostate, sont sous leur dépendance. Si donc ils produisent de la sensibilité morbide à la pression avec les doigts, on appliquera le pôle positif sur les ganglions et le négatif sur les organes affectés.

La cinquième paire lombaire ainsi que toutes les paires sacrées sont les pôles du vagin et de l'urètre.

C'est aussi sur la cinquième paire lombaire qu'on appliquera le pôle positif pour traiter les inflammations des glandes lymphatiques du pli de l'aine (bubons, etc.), ainsi que les hémorroïdes et la dyssenterie (exceptions).

Les glandes mammaires, ainsi que les grosses articulations seront traitées en promenant les deux pôles autour de ces organes, en ayant soin de les tenir le plus éloignés possible l'un de l'autre. Souvent en traitant les testicules, ce dernier mode est préférable.

Vous avez dû voir, dans la deuxième partie, que l'application de l'électricité aux maladies est basée sur les principes démontrés dans la précédente. Vous avez dû remarquer quel parti nous avons tiré de la découverte de la distribution périphérique des nerfs sensitifs et moteurs qui se terminent, les premiers, aux membranes séreuses, les deuxièmes, aux muqueuses. Les ganglions des nerfs sensitifs nous ayant paru des centres nutritifs des pôles de la vie organique, ils nous ont servi de guides pour l'introduction de la puissance électrique dans l'état de maladie et de base à notre diagnostic électrique. L'idée d'agir ainsi nous a été suggérée par la connaissance que nous avons acquise que tout état pathologique n'est autre chose qu'un dérangement d'équilibre dans les deux puissances qui régissent l'organisme, savoir : l'attraction et la répulsion ou ce qui est la même chose, les forces positive et négative. La différence des effets du courant positif, du courant négatif, à laquelle nos devanciers paraissent n'avoir pas fait grande attention, a été l'objet de nos plus grands soins comme étant la base essentielle de tous les phénomènes produits. Vous en avez saisi, lecteurs, l'immense importance. En effet, le chaud (le positif) et le froid (le négatif) produisent des effets diamétralement opposés. La reconnaissance de deux lois générales seulement gouvernant tous les phénomènes de la vie nous a forcé de n'établir que deux grandes, classes, tout en reconnaissant que des subdivisïons, peuvent être établies, en basant chaque subdivision sur les lois secondaires.

Nous avons dit la raison qui nous a fait négliger l'établissement de ces sous-divisions.

Bien que nous soyons persuadé que notre travail sera d'une immense utilité pratique, nous pensons que nous n'avons que planté les jalons de la route et pratiqué quelques déblayements. C'est aux amis du progrès et de l'humanité d'en poser les rails et d'en construire les locomotives.

Quels que soient leur bonne volonté et leur dévouement à cet égard, ils peuvent être persuadés qu'ils laisseront encore à glaner aux générations futures, car le champ est vaste ; d'ailleurs tout le monde sait que nulle œuvre humaine ne sera jamais parfaite.

TROISIÈME PARTIE

AU DOCTEUR MAYENCE

(A la Chapelle-la-Reine.)

Mon cher ami,

Vous connaissez déjà les deux premières parties de mon ouvrage et vous me demandez la troisième; c'est-à-dire la conclusion, la philosophie de ma méthode. Si mes occupations m'eussent laissé assez de loisir, il y a longtemps que j'aurais satisfait votre désir et que j'aurais livré le tout à la publicité, après toutefois l'avoir soumis à votre profond jugement, à votre incomparable savoir.

Las d'espérer ce loisir qui n'arrive pas, je vous tracerai à grands traits un abrégé de cette partie de mon travail dans une série de lettres. Ne vous impatientez pas si l'intervalle est long entre chaque lettre; Cette lenteur me sera, je l'espère, favorable, attendu que vous aurez plus de temps pour bien juger. Vous aurez, en outre, l'occasion de vérifier sur vos malades la réalité de ma méthode. Mais, que dis-je! vous avez déjà fait cette vérification depuis 1860, époque à laquelle j'avais cette heureuse chance d'opérer sous vos yeux et d'obtenir votre entière conviction. Les belles observations de guérison que vous m'avez envoyées en sont la preuve. Si mon ouvrage est jugé utile, vous y aurez participé par ces judicieuses observations et par l'encouragement que vous avez donné à mes efforts.

J'ai cru qu'en appuyant mes explications sur des observations recueillies sous des latitudes très-diverses (en France, en Amérique, en Orient, etc.,) je serais mieux compris de vous et des autres lecteurs.

Si mes confrères me font un accueil favorable, je reviendrai à la forme didactique, qui me paraît mieux convenir à un sujet aussi grave.

LETTRE PREMIÈRE.

CONSIDÉRATIONS GÉNÉRALES SUR LE RHUMATISME.

Je commencerai mes observations par le rhumatisme aigu comme offrant un grand intérêt. Je ne rapporterai que les cas qui m'ont paru les plus intéressants, attendu que les guérisons que j'ai obtenues sont si nombreuses, qu'elles rempliraient un volume considérable.

Avant d'entrer dans aucun détail concernant leur histoire, nous croyons devoir faire quelques réflexions sur *la nature de cette affection*.

Jusqu'ici, on a distingué plusieurs espèces de rhumatismes. Nous ne parlerons que de la classification des modernes, basée sur l'anatomie pathologique. Voyons s'il peut exister une distinction entre le rhumatisme des articulations, des muscles de la vie de relation et ceux de la vie organique. Nous n'en pouvons trouver aucune, attendu que la maladie siége dans des tissus, non pas seulement analogues, mais identiques; en effet, ce sont les membranes séreuses qui sont constamment atteintes. Nous croyons avoir prouvé qu'il n'y a que ces membranes qui reçoivent des nerfs sensitifs, et que, par conséquent, elles seules peuvent éprouver une augmentation de sensibilité qui va souvent jusqu'au degré que nous appelons inflammation.

Ainsi, que le rhumatisme siége n'importe dans quel organe, il affecte constamment et exclusivement les séreuses. Ce qu'on appelle métastase, délitescence, tient à la facilité qu'ont les acides de se transporter d'une place à une autre, en envahissant les membranes de même nature, répandues dans tous les organes. Aussi, le rhumatisme ne se borne pas aux séreuses des muscles et des articulations; il envahit les séreuses des poumons, de l'estomac, des reins, du foie, de la matrice, de la vessie, de la rate, du pancréas, des glandes de toute nature, quand une ou plusieurs de ces membranes a perdu la force de réagir contre cet envahissement, qui doit toujours venir des organes placés le plus près de la périphérie, et qui sont le plus exposés aux influences extérieures, comme le froid.

Si nous parlons du rhumatisme comme maladie spéciale, c'est pour suivre la nomenclature adoptée et pour être mieux compris. D'après notre théorie, lorsqu'une séreuse est affectée, nous disons que nous avons affaire à une maladie positive.

Les auteurs, M. Ferrus, etc., qui font consister la maladie en altérations tantôt des séreuses, tantôt des nerfs, quand les muscles sont atteints, ne se sont trompés que parce qu'ils ignorent que les muscles possèdent des membranes séreuses.

Les nerfs ne peuvent en être atteints; ils ne sont que de simples conducteurs, ne possédant ni séreuses ni muqueuses; ils empruntent leur sensibilité au fluide qui y circule. Nous croyons pouvoir affirmer que les forces électro-positives et électro-négatives, sont seules douées de la vie qu'elles communiquent aux organes; elles sont la base des atomes ultimes de la matière.

Première observation.

Voici un exemple de rhumatisme des muscles du tronc et des extrémités supérieures envahissant l'organe pulmonaire (pleuro-pneumonie).

Madame Loiseau, âgée de trente ans, demeurant à New-York, d'une forte constitution, malgré une obésité assez considérable, est sujette aux rhumatismes depuis plusieurs années; tantôt c'est une névralgie de la face, tantôt une douleur dans les articulations et les muscles. Elle fut atteinte de nouveau vers les premiers jours de mars 1856. Nous fûmes appelé à lui donner des soins, quelques jours après le début de la maladie. Les douleurs rhumatismales se manifestèrent d'abord dans les épaules, les bras, puis dans les muscles du tronc. A notre première visite, ses douleurs siégeaient principalement dans les côtés. L'état fébrile était considérable. L'auscultation fit reconnaître une double pleuro-pneumonie, à son début; d'ailleurs, elle expectorait des crachats rouillés. Elle était dans un état de suffocation qui faisait craindre pour sa vie. L'électricité fut appliquée d'après notre méthode (l'opération dura une heure chaque jour). En cinq jours elle était en pleine convalescence. Ce qui arriva le cinquième jour aurait eu lieu le troisième si elle n'avait eu l'imprudence d'arrêter la transpiration critique qui avait déjà commencé. Notons en passant la gravité des pleuro-pneumonies doubles, signalées ainsi par les meilleurs auteurs. Le traitement électrique en a triomphé aussi facilement que d'une pleuro-pneumonie simple.

À l'occasion des pneumonies, comme types d'inflammation, nous sommes naturellement porté à faire plusieurs réflexions sur l'état pathologique des liquides et solides des organes affectés. Nous n'avons point à revenir sur le siége précis de l'inflammation dans cette maladie, nous avons dit qu'il a lieu dans les séreuses. Nous nous occuperons de l'altération du sang qui à notre avis est toujours consécutive.

De magnifiques travaux à ce sujet ont été exécutés par d'illustres savants modernes ; de savantes analyses ont eu lieu ; mais quelles conséquences pratiques en a-t-on retirées ? Nous allons examiner si nos recherches électro-vitales ne rendent pas, de ces altérations, un compte plus satisfaisant, plus utile. Nous n'avons jamais rencontré la couenne inflammatoire du sang que dans le cas d'inflammation des séreuses ; cela devait être ainsi, attendu qu'il n'y a que ces membranes qui puissent être atteintes d'inflammation, étant seules susceptibles de subir un état électro-positif dépassant l'état normal. Donc, plus le sang est électro-positif, plus il a de tendance à se coaguler, même dans les corps vivants, comme il en existe beaucoup d'exemples. Lorsqu'il arrive à un état électro-positif d'un certain degré, comme dans l'état inflammatoire, il donne naissance à la couenne inflammatoire. Lorsqu'une membrane séreuse quelconque est enflammée au même degré que dans la pneumonie, le sang qui passe dans cette membrane doit subir la même modification morbide que dans le cas de l'affection pulmonaire.

Si ce phénomène n'a pas été constaté dans beaucoup de cas, il est logique de penser qu'il aurait pu l'être, puisqu'il a lieu dans le rhumatisme. L'altération du sang dans les cas d'inflammation est un produit de l'état électro-positif anormal exagéré qui lui communique la propriété de se coaguler. Si cet état s'exagère davantage, une autre altération a lieu ;

nous voulons parler de la formation du pus. Cette même fibrine qui avait, dans l'état inflammatoire au degré ci-dessus, pris la consistance que nous avons décrite, va revêtir une autre forme, la forme globulaire. Ces globules de pus sont formés, comme l'a très-bien noté M. Berrard, par une véritable sécrétion; non pas comme il l'avait cru, en passant à travers les pores des vaisseaux sanguins, mais bien dans les glandes des séreuses enflammées, qui ne se bornent plus à sécréter de la sérosité.

Les bourgeons charnus des auteurs ne sont autre chose que les glandules séreuses enflammées. Aussitôt que ces petits organes se rapprochent de l'état normal, ils cessent de sécréter du pus; c'est alors que commence la formation de la *lymphe plastique* liquide, qui forme les cicatrices. Dans d'autres circonstances ce sont des tubercules qui sont sécrétés.

Il ne paraît pas utile, plutôt nuisible d'établir des foyers de suppuration, puisqu'ils ne servent qu'à priver le sang de ses principes constituants.

Les physiologistes qui ont cru voir le pus et les autres produits que nous venons d'énumérer se former dans les membranes muqueuses, ont été induits en erreur, parce qu'ils ignoraient apparemment qu'il existe des membranes mixtes (muquo-séreuses). Ce n'est que dans ces parties des muqueuses que peut se former le pus. Partout où la membrane est muqueuse pure, il ne se forme pas de sécrétion de ce genre. Voyons maintenant quel est l'état du sang dans les affections négatives, c'est-à-dire siégeant dans les muqueuses pures : sa fluidité est d'autant plus considérable que l'état négatif est plus prononcé. En effet, ne trouve-t-on pas cette fluidité du sang dans le choléra, etc.

Les affections des séreuses n'ont pas la moindre analogie avec celles des muqueuses, pas plus qu'un volcan ne ressemble aux mers des pôles.

Si les muqueuses paraissent subir une augmentation de volume au début de leur maladie par l'accumulation provisoire de la matière électro-négative, elles passent bientôt à un état entièrement opposé, l'état atrophique.

L'atrophie du système musculaire et autre a pour cause un état électro-négatif.

Si les altérations du sang que nous avons décrites ne sont que secondaires, consécutives aux altérations des tissus précédemment indiquées, il ne paraît pas rationnel de s'adresser à ce liquide pour guérir la maladie, mais bien aux tissus malades eux-mêmes. Un grand nombre d'auteurs distingués, entre autres M. Louis, ont noté dans leurs statistiques l'inutilité sinon le danger des saignées ou autres émissions de sang ; puisqu'ils ont vu la mortalité égale entre les individus saignés et ceux qui ne l'avaient pas été.

Nous avons encore quelques mots à dire relativement à la pneumonie. Nous ferons remarquer que nos recherches ont confirmé l'opinion des auteurs qui regardent les cellules pulmonaires comme la continuation des bronches. Elles ont, comme ces dernières, une membrane séreuse externe, une muqueuse interne, une membrane intermédiaire isolante. C'est dans la membrane externe ou séreuse qu'a lieu la pneumonite, et non, comme l'ont prétendu la plupart des auteurs, dans toute l'étendue de la substance de ces vésicules ou aréoles.

Autrement, où serait la différence entre une bronchite et une pneumonite, qui existe assez souvent isolée? Nous nous sommes beaucoup étendu sur la pneumonite, parce que nous aimons mieux fixer l'attention sur la nature intime d'une maladie aussi importante que de rapporter un grand nombre d'observations qui n'ajouteraient aucune nouvelle lumière à ce sujet.

Nous croyons cette manière de procéder plus utile aux médecins, amis du progrès et de l'humanité. C'est pour ces derniers et pour eux seuls que nous nous sommes décidé à rendre notre travail public. Puisse-t-il être aussi utile qu'il nous a coûté.

LETTRE II.

Nous citerons encore quelques cas de rhumatismes afin de corroborer la réalité de l'opinion que nous avons émise, savoir : la propagation de cette affection aux séreuses de n'importe quel organe.

Deuxième observation.

M. Duhalé, demeurant à New-York, d'un tempérament bilieux, fut atteint d'un rhumatisme aigu au bras droit, dans les premiers jours de mai 1859. Il essaya de s'en débarrasser par une foule de moyens, mais sans succès ; il perd son appétit, est atteint d'une toux sèche, son embonpoint et ses forces sont très-détériorés. Il se présente à nous environ un mois après le début de la maladie. Un examen attentif nous permet de constater un rhumatisme de l'épaule, du bras, de l'avant-bras et de la main : les mouvements y sont impossibles ; en outre, l'auscultation dénonce des tubercules dans le poumon du même côté.

L'application de l'électricité, d'après notre méthode, le ramène à une parfaite santé en quinze jours.

Ne voyons-nous pas encore ici l'envahissement du poumon par un rhumatisme ? Avant l'invasion du rhumatisme, il ne ressentait rien à la poitrine.

Le cas suivant est encore plus intéressant :

Troisième observation.

Madame Duchauchois, jeune dame belge, habitant New-York depuis plusieurs années, âgée de vingt-cinq ans, d'un tempérament nerveux, se présente à notre consultation le 15 décembre 1856. Il y a environ dix-huit mois, elle fut atteinte d'une névralgie faciale et de quelques douleurs rhumatismales en diverses régions du corps. Maintenant, elle continue de souffrir des mêmes régions, mais elle tousse à perdre respiration; elle éprouve de la pesanteur et des douleurs dans le bas-ventre; elle est sujette à des pertes blanches et rouges, alternativement. La matrice est très-augmentée de volume. Elle a recours à nous parce que les médecins ne peuvent plus lui donner le moindre soulagement. ˮ

Un traitement d'environ six semaines la remet dans un état de santé florissant, qu'elle conservait encore en 1859, au moment où nous quittâmes New-York pour aller à Constantinople. Nous voyons encore ici un rhumatisme envahir les organes les plus importants. Doit-on conserver à cette maladie disséminée dans presque tous les organes le nom de rhumatisme? Assurément : c'est la même affection qui s'est étendue dans un grand nombre de séreuses, après avoir pris naissance dans les séreuses des muscles. Nous la nommons maladie positive, comme toutes celles qui ont leur siége dans les séreuses, n'importe dans quelle région. Il nous paraît cependant utile de conserver la nomenclature ancienne, parce qu'elle désigne dans quels organes les maladies ont leur siége. Il serait toutefois de la plus haute importance de ne pas oublier leur nature positive ou négative.

Voici deux nouveaux cas de rhumatismes intéressants, sous le rapport du pronostic.

Quatrième observation.

Le jeune Bertau, âgé de quinze ans, grand, maigre, tempérament lymphatique, quoique très-vif dans ses mouvements, fut atteint d'un rhumatisme occupant presque la totalité des muscles et des articulations du corps. La cause avait été un refroidissement considérable, qu'il éprouva en se mettant les pieds et les jambes dans l'eau froide, pour pêcher; il était couvert de sueur à ce moment. Nous le soumîmes à l'électrisation le 15 mai 1858. Il était tombé malade environ huit jours auparavant. Chaque fois que nous l'électrisâmes, et nous le fîmes tous les jours une fois pendant une heure, il éprouva de l'amélioration ; mais la maladie, apaisée en certaines places, sévissait avec plus de violences dans d'autres. Cependant, après environ huit jours de traitement, il pouvait dormir une partie des nuits. Une amélioration sensible avait lieu ; la circulation était plus calme, les mouvements du cœur moins tumultueux. Nous croyions avoir triomphé, quand tout à coup la maladie reprit sa première violence. Les parents nous firent remarquer que le malade se découvrait souvent, malgré le froid qui était intense et la transpiration dont la peau était couverte. La maladie se termina heureusement en six semaines. La convalescence fut de courte durée. Le tempérament qui, jusque-là, avait été lymphatique très-prononcé, changea en peu de mois. Ce jeune homme devint robuste; pendant environ deux ans qu'il est resté à New-York, il n'a éprouvé aucune récidive, bien qu'il soit d'une famille dont tous les membres sont plus ou moins rhumatisants.

Voici un autre cas aussi grave que le précédent, mais la constitution est robuste, le tempérament sanguin; en outre, le traitement fut commencé beaucoup plus tôt, le lendemain du début de la maladie. Toutes ces circonstances abrégèrent la durée de l'affection. Le pronostic devra être basé sur l'ensemble de toutes ces circonstances. Ainsi, si on a affaire à un individu d'une bonne constitution, qui n'ait jamais eu d'attaques, que le traitement soit commencé très-près du début de la maladie, la guérison en sera rapide, de trois à cinq jours; si le rhumatisme est très-étendu, de dix à quinze jours. Mais si le traitement n'est commencé qu'une semaine ou plus après le début, il sera beaucoup plus long. Si le malade avait eu des attaques auparavant, et conservé des douleurs vagues, se faisant sentir par intervalles, dans ces cas la guérison n'aura lieu qu'après plusieurs semaines, et peut-être plusieurs mois, si le rhumatisme est grave; mais à coup sûr on en triomphera.

Nous fûmes appelé, vers la fin de 1856, chez M. Bourrelier, sculpteur en marbre, demeurant

Brodway (Grande-Rue), 1219, à New-York. Nous le trouvâmes atteint d'un rhumatisme aigu occupant la presque totalité des muscles et des articulations; il ne peut faire un mouvement sans pousser des cris; il est âgé de 35 ans, d'une constitution robuste. Il y a sept ans, il fut atteint de la même maladie, et au même degré, d'après son récit. Malgré les soins des médecins les plus intelligents du pays, il souffrit très-longtemps et renonça à toute espèce de médication, après trois ou quatre mois d'essais infructueux. Ce ne fut qu'environ un an après qu'il put se livrer à ses occupations ordinaires. De temps en temps, dans l'intervalle de ces deux attaques, qui fut de sept ans, il éprouva quelques douleurs vagues, mais jamais de manière à cesser ses occupations. Le traitement commença vers la fin de mars 1859, et dura deux mois entiers, malgré l'application de l'électricité, une heure le matin, autant le soir.

Revenons au cas que nous avons cité, comme étant très-analogue à celui du jeune Bertau.

Cinquième observation.

Le jeune Gland, âgé de quatorze ans, demeurant à New-York, fut atteint d'un rhumatisme aigu général, comme le jeune Bertau. En cinq jours (une heure d'électrisation chaque fois), il fut en pleine convalescence.

Sixième observation.

Un cas de rhumatisme d'une gravité désespérante s'offrit à notre observation dans les premiers jours de juillet 1858, à New-York. Une dame, Allemande d'origine, âgée d'environ quarante ans, d'une constitution qui dut être bonne, d'un tempérament nerveux, nous fit appeler pour lui donner des soins. Il y a dix ans qu'elle est malade; elle parle un anglais-allemand que nous ne pûmes pas bien comprendre, mais nous obtînmes tous les renseignements désirables par l'intermédiaire de la famille de Saint-Remy, dont elle est parente.

Il serait trop long d'entrer dans les détails des phases de la maladie; cela nous demanderait un espace trop étendu pour un ouvrage dans lequel nous nous imposons une grande brièveté; mais enfin le traitement triompha, comme toujours, de toutes les difficultés. Après que les douleurs eurent entièrement disparu, et que la locomotion fut possible, il lui resta de l'engourdissement dans les membres. Elle vint prendre des bains électriques (cinq ou six) qui firent disparaître cette incommodité. Nous croyons que cet engourdissement et cette faiblesse étaient dus au mercure, en partie du moins, car elle en rendit beaucoup, et ce ne fut qu'après, qu'elle fut entièrement guérie.

Nous avons remarqué que les rhumatismes, aussi bien que d'autres maladies, guérissent difficilement quand les malades sont plus ou moins saturés de mercure. Dans ces cas, nous avons recours à l'usage de nos bains électriques.

Un cas presque semblable au précédent s'est rencontré chez M. Souweine, Belge, coupeur d'habits, âgé de quarante ans, demeurant à New-York, quarante-deuxième rue, n° 22. Ce malade nous fit appeler vers le mois de mars 1858; il est de petite taille, très-vif dans ses mouvements, tempérament lymphatiquo-nerveux. L'état actuel ne dénote autre chose qu'une fièvre considérable, un brisement dans les membres, mais point de douleurs rhumatismales. Nous nous contentâmes de lui donner un sudorifique (poudre de Dower, un gramme) et des boissons délayantes. Comme il n'existait aucune trace d'inflammation, nous crûmes à un accès de fièvre intermittente. Vingt-quatre heures après, nous le trouvâmes atteint d'un rhumatisme aigu occupant une grande partie des muscles et des articulations du corps. Il nous apprit que, vers l'âge de seize ans, il avait eu une violente attaque de rhumatisme qui l'avait retenu au lit pendant près d'une année. Depuis cette époque, il avait quelquefois éprouvé des douleurs, mais sans l'empêcher de se livrer à ses occupations. Comme dans le cas précédent, la guérison n'eut lieu qu'au bout de deux mois. Il avait aussi été saturé de mercure, dont nous le débarrassâmes avant que la cure fût complète.

LETTRE III

Nous allons nous occuper des érysipèles, surtout des érysipèles de la face. Comme le rhumatisme, ils sont susceptibles de passer d'une place à une autre, et comme ils siégent dans les séreuses, ils envahissent assez souvent la séreuse cérébrale, et plus rarement les autres séreuses. Voici deux cas d'érysipèle de la face, qui offriront de l'intérêt sous le rapport de la promptitude de leur guérison sous l'influence du traitement électrique. On pourra noter aussi la facilité d'arrêter leur développement, ce qu'on n'a pu faire jusqu'ici par aucun traitement, ni par les caustiques, ni par aucun autre moyen.

Septième observation.

M. Fassin, Suisse de naissance, négociant à New-York, vint réclamer nos soins vers le milieu du mois de mars 1855. Il est âgé de trente ans, constitution robuste, tempérament sanguin très-prononcé; il est d'une petite taille, mais gros; malgré peut-être un peu trop d'embonpoint, il se porte habituellement très-bien. Dès l'âge de neuf ans, il eut un érysipèle de la face, assez grave; depuis, il a eu sept autres érysipèles, à des intervalles qu'il ne peut déterminer. Quelquefois ils furent graves, au point de faire craindre pour sa vie, d'autres fois modérés. Quand

la maladie était grave, il dit avoir éprouvé des douleurs de tête intolérables, et même du délire. Ces
graves attaques duraient, le moins, trois semaines,
et la convalescence était d'une longue durée. État
actuel : un peu de rougeur à la joue et à la paupière
inférieure gauche, ainsi qu'à l'aile du nez et à l'o-
reille ; maux de tête déjà assez violents, fièvre modérée. Comme nous n'avions pas généralisé l'application de l'électricité aux maladies, et que nous
avions borné son usage aux maladies chroniques,
non pas que nous n'eussions déjà la certitude de ses
heureux effets dans les maladies aiguës, nous n'o-
sions pas braver tout d'un coup les préjugés ; car,
malgré notre bonne volonté, il fallait songer à vivre
de notre état, comme dit le proverbe populaire.
Nous conseillâmes donc à M. Fassin une médication
allopathique, qu'il n'accepta pas, parce qu'il prétendait qu'ayant guéri par notre traitement un de ses
amis, d'une maladie grave située dans l'intérieur
(tubercules pulmonaires), qu'aucune médication
n'avait pu soulager, nous pouvions bien, par le traitement électrique, guérir son érysipèle, que nous
avions sous les yeux. Nous acceptâmes avec plaisir
sa proposition. Nous différâmes l'opération jusqu'au
lendemain, vers neuf heures du matin. La première
application diminua la rougeur ; le mal de tête, qui
commençait à devenir insupportable, disparut complétement. Une deuxième application eut lieu vers
quatre heures de l'après-midi, le même jour ; une

amélioration se fit sentir à la suite de cette dernière ; le pouls, qui était très-plein, fréquent, se rapprocha de l'état normal. Le lendemain, deux nouvelles électrisations furent pratiquées aux mêmes heures que la veille. Après celle du soir, il ne restait plus rien que deux petites croûtes sèches près de la paupière inférieure. Le troisième jour, nous trouvâmes le malade complétement guéri. Nous fîmes une nouvelle application, afin de savoir si le malade sentirait comme les autres jours l'effet du courant. Il sentit seulement, mais très-légèrement, un petit mouvement à la paupière inférieure, très-près de l'angle externe de l'œil. Après cinq minutes d'électrisation, il ne sentait plus rien, la maladie était complétement guérie. Il vaquait à ses affaires le surlendemain, et suivit son régime habituel. Aucun accident consécutif n'eut lieu.

Dès la première application, l'érysipèle fut arrêté dans sa marche envahissante, les symptômes généraux diminuèrent pour cesser tout à fait, avant même la disparution complète de l'érysipèle. Il n'y eut point de convalescence.

L'autre cas que nous avons annoncé, est le suivant :

Huitième observation.

M. G....., Espagnol, âgé de 30 ans, négociant à la Havane (île de Cuba), d'un tempérament sanguin, d'une constitution robuste, nous fit appeler le 20 décembre 1856 dans un hôtel de New-York ; il était atteint d'un érysipèle qui avait envahi toute la face ; sur la joue droite existait un gonflement circonscrit qui ressemblait à un phlegmon à la première période ; le mal de tête était insupportable, le pouls à 120, fort vibrant. Il y avait du délire la nuit. Cette dernière circonstance avait engagé le maître d'hôtel à nous faire appeler ; il y avait déjà trois jours que M. G..... était tombé malade. Nous fîmes immédiatement une électrisation d'environ une demi-heure, une amélioration notable eut lieu aussi bien dans les symptômes généraux que dans les accidents locaux. Une deuxième électrisation fut pratiquée dans l'après-midi, le même jour ; nouvelle amélioration : pas de délire la nuit ; le mal de tête a considérablement diminué. Le deuxième jour, l'érysipèle a beaucoup perdu de terrain, le phlegmon commence à se résoudre ; on remarque à la surface une croûte sèche. Ce jour-là, deux électrisations eurent lieu comme la veille ; après chacune, une diminution sensible de l'érysipèle fut observée. La nuit, il eut un sommeil tranquille de cinq à six heures. Le troisième jour, une seule électrisation eut lieu. Le quatrième jour, nous eûmes encore recours à l'électrisation pour dissiper un peu d'inflammation qui persistait autour du phlegmon. Depuis ce moment, la guérison fut complète. Le malade, se trouvant très-bien, partit pour la Havane le cinquième jour malgré un froid intense.

Nous avons appris qu'il ne lui était survenu aucun accident. La guérison a été un peu plus lente dans ce cas que dans le premier. Ces deux malades étaient jeunes, de constitution vigoureuse, par conséquent, placés tous les deux dans des circonstances favorables à une prompte guérison. Si le second a guéri moins vite, c'est que le début de sa maladie datait de plus loin et avait eu le temps d'envahir un espace plus considérable.

Il arrive pour l'érysipèle, comme pour toutes les autres maladies traitées d'après notre méthode, que, plus on commence le traitement près du début, plus la maladie a une courte durée. Tant que nous avons pratiqué exclusivement la médecine ordinaire, nous n'avons jamais vu enrayer la marche d'aucune affection. C'est l'opinion générale qu'il faut agir de manière que la maladie parcoure une certaine durée, un plus ou moins grand nombre de septennaires.

D'après cette ancienne opinion, le rôle du médecin doit se borner à empêcher les écarts. On pourra constater d'après nos observations qu'une maladie aiguë, prise dès son début, est d'une durée très-courte, ce qui établit une différence tranchée entre la marche et la durée d'une affection traitée par notre méthode, et les mêmes phénomènes dans la même affection traitée par la médecine ordinaire. La guérison des érysipèles qui ont leur siége dans les autres regions du corps, est aussi facile, sinon davantage à obtenir.

Nous n'avons pas eu l'occasion de traiter d'érysipèle ambulant. Les fièvres éruptives, telles que rougeole, scarlatine, variole, etc., n'ont pas été soumises à notre traitement, faute d'occasion, attendu que, dans le monde, on n'a recours à nous que dans les cas de maladies chroniques et encore quand l'ancienne médecine a épuisé sans succès toutes ses ressources. Cependant, nous pensons que notre méthode pourrait être appliquée avec fruit, ne fût-ce que pour combattre les complications. Il ne nous semble pas déraisonnable de croire qu'on pouvait faire avorter la variole dans les régions où il est très-important d'éviter ses ravages et les difformités qui en sont la conséquence, comme à la face. Ces éruptions, siégeant dans la séreuse de la peau, ne peuvent, dans leurs complications, atteindre que les membranes de la même nature.

La logique nous pousse jusqu'à avouer que nous croyons à la possibilité de produire l'avortement complet de ces éruptions, si on commençait le traitement assez tôt. Les bains négatifs nous paraissent être le meilleur moyen à employer. Car, pourquoi penserions-nous que la chose est impossible, quand nous voyons le rhumatisme général, produisant une réaction aussi violente que les fièvres éruptives, céder promptement à l'application de l'électricité. Ces deux genres d'affections ont leur siége l'une dans la séreuse des muscles, l'autre dans la séreuse de la peau. La spécificité serait-elle un obstacle insurmontable? Nous ne le pensons pas, attendu que nous avons vu le virus vénérien céder à la puissance électrique.

Nous citerons plus loin plusieurs cas d'affections siphylitiques guéries par notre méthode.

Beaucoup de savants distingués se sont occupés des affections de l'organe cutané. Ils ont fait de louables efforts pour arriver à une classification naturelle; ils sont parvenus à un résultat aussi satisfaisant que possible. Nous ne croyons pas qu'on parvienne jamais à découvrir le siége particulier de chacune d'elles, attendu que plusieurs doivent avoir le même; que, dans ces cas, les différents états pathologiques qu'elles révètent sont des dégrés de la même affection; car il n'est pas possible d'admettre que les glandules de l'organe cutané soient de natures aussi diverses qu'il existe d'espèces d'affections de cet organe. Nous nous sommes bien assuré que les maladies des séreuses siégent dans les glandules de ces membranes.

Pour nous, il n'est pas d'une grande importance de connaitre le siége particulier de ces diverses affections; attendu qu'elles sont toutes causées par un état positif, plus ou moins exagéré, et que, par conséquent, elles réclament le même traitement.

LETTRE IV.

Nous allons aborder un autre ordre de phénomènes morbides, contre lesquels notre méthode rencontrera plus de difficultés que contre les affections
précédemment décrites. Si même il se rencontre
souvent des insuccès, c'est que *sero medicina pa-
ratur*: En effet, si on a recours à notre méthode
dans la première période de la phthisie pulmonaire, elle triomphe généralement de ce terrible
fléau, pourvu que les malades puissent se mettre à
l'abri d'une foule d'influences défavorables, qui, si
elles ne causent pas l'affection elles-seules, du moins
rendent tout à fait infructueuse toute espèce de médication.

Nous allons esquisser à grands traits plutôt que
décrire la physionomie de cette terrible affection.
Ce que nous rapporterons ne sera pas par ordre de
date; nous rapprocherons les cas qui sont semblables ou analogues.

Bien que nous ne soyons plus à l'époque où on
niait la possibilité des cicatrisations pulmonaires, on
attribue cependant à la nature seule les rares et heureux cas de phthisie pulmonaire qui ont cette heureuse issue.

Vers 1852, après avoir étudié et fait de nombreuses expériences concernant l'électricité médi-

cale, nous résolûmes d'en venir à l'application pratique de cet agent puissant à la guérison des maladies. Des succès inespérés couronnèrent si souvent nos efforts dans beaucoup de maladies chroniques, que nous eûmes l'audace d'attaquer le fléau réputé invincible, la phthisie pulmonaire dans toutes ses périodes.

A priori, nous nous étions dit que cette affection, attaquant des tissus d'une nature entièrement semblable à ceux d'autres organes, il ne pouvait y avoir là qu'une question de difficulté, due sans nul doute à la fonction presque sans intermittence de cet important organe.

Dans la première période, nos essais furent des victoires rapides. Dans la seconde, la différence consista dans la question de temps. Enfin, en bien peu de temps, l'opinion publique s'en mêla. On disait partout : le docteur T... guérit les *poitrinaires*. Ce fut alors qu'on nous demanda des miracles. Nous fûmes appelé à visiter des malades dans un état déplorable, arrivés à la dernière période de marasme.

Loin de reculer épouvanté, nous saisîmes avidement l'occasion qui se présentait d'entrer en lutte ouverte avec ce redoutable ennemi, non dans l'espoir de triompher, mais dans le désir d'affaiblir ses forces, de retarder le moment fatal.

Neuvième observation.

Dans les premiers jours de juillet 1853, nous fûmes appelé pour donner des soins à Madame X..., Française, habitant New-York depuis plusieurs années, âgée de 30 ans. Il n'est plus possible de connaître quel fut son tempérament. A la suite d'une vie très-agitée, elle sentit, il y a deux ans, ses forces décliner ; elle commença à tousser sans trop s'en inquiéter ; à la longue, cette toux devint fatigante ; elle eut recours à un grand nombre de médecins qui n'apportèrent aucun soulagement à ses souffrances. Enfin, depuis plusieurs semaines, elle s'est alitée. Maintenant elle est d'une maigreur affreuse, elle éprouve des souffrances dans toutes les parties de son corps ; la peau est brûlante, le pouls est fréquent, la langue rouge et enflammée, les pommettes rouges de feu ; elle éprouve de la suffocation, des palpitations violentes ; elle expectore avec difficulté des matières tuberculeuses ; une diarrhée coliquative ne cesse de la tourmenter ; des cavernes d'une grande dimension existent dans l'un et l'autre poumon. Elle nous prie avec instance de la soulager et de la guérir ; elle veut que nous employions l'électricité qui, selon elle, fera le même miracle que sur tant d'autres. Nous accédons à sa demande. Une application d'environ une demi-heure fut pratiquée ;

elle la supporta très-bien. Le lendemain matin elle nous dit que la nuit avait été plus calme ; l'expecto-ration avait été plus facile ; la diarrhée n'avait pas été moins fréquente, mais elle n'avait pas eu de coliques ou du moins très-peu. Nous continuâmes ce traitement environ quarante jours. Pendant ce temps la malade éprouva assez souvent une grande amélio-ration dans ses souffrances ; mais le mal ne cessa pas de la miner. Nous réduisîmes l'état aigu à l'état chronique. En un mot, nous reculâmes le terme fatal de quelques semaines ; mais ce qui n'est pas d'une mince importance, elle arriva au tombeau sans autre souffrance qu'un sentiment de lassitude, ce qui ne l'empêcha pas d'entretenir une ferme espérance de recouvrer la santé ; elle était si pénetrée de cette idée que le matin même de sa mort, qui eut lieu à deux heures de l'après-midi, elle s'occupait de la toilette qu'elle devait mettre le jour où, sa guérison étant complète, elle devait réunir à sa table un cer-tain nombre d'amis. Elle rendit le dernier soupir sans agonie, comme si elle se fut endormie ; sa do-mestique le crut pendant au moins deux heures. Malgré les petits avantages que nous lui procurâmes, nous n'aurions point accepté de lui faire suivre notre traitement, si les parents n'avaient pas connu de nous que nous ne pouvions procurer la guérison, mais du soulagement. D'ailleurs, la malade n'aurait pas consenti à notre retraite, une fois le traitement engagé. Pendant les quelques heures de sommeil qu'elle goûtait presque chaque nuit, elle éprouvait des rêves extatiques qu'elle racontait avec ravissement.

LETTRE V.

Dixième observation.

Vers le 15 juin 1854, madame Tissot, née en Suisse, âgée de 42 ans, voulut essayer de notre traitement. Elle était atteinte, disait-elle, d'un vieux rhume. Nous constatâmes les lésions suivantes : cavernes pulmonaires d'une assez grande étendue à gauche, moins considérables à droite ; points très-douloureux en plusieurs endroits de la poitrine, mais absence de douleurs pleurétiques ; palpitations considérables, surtout la nuit, douleurs abdominales, diarrhée fréquente, fièvre continue ; cent dix à cent quinze pulsations ; la maigreur n'est pas très-considérable, bien qu'elle soit alitée depuis plusieurs semaines. Nous fîmes immédiatement l'application de l'électricité. Elle supporta très-bien l'opération ; elle respira et expectora mieux. Pendant une quinzaine de jours, elle éprouva parfois, non d'une manière continue, du soulagement dans ses souffrances ; mais point de diminution réelle de la maladie. Les palpitations furent moins accablantes ; la fièvre baissa, la diarrhée fut moins fréquente et même fut suspendue pendant un jour ou deux, par intervalle. Tels furent les minces avantages que nous retirâmes de notre médication. De grandes chaleurs atmosphériques et souvent de violents orages étant survenus, la malade en ressentit des troubles extraordinaires que nous ne pûmes calmer entièrement. Enfin, elle déclina peu à peu, et mourut après avoir éprouvé de très-pénibles suffocations, environ trente-cinq jours après la première application électrique.

Dans ce dernier cas, nous ne pûmes obtenir le calme qui fit l'admiration et la douce espérance de la première malade. Nous croyons que la deuxième malade n'obtint pas cet avantage à cause d'une complication de bronchite dont la première n'était pas atteinte. Sans doute, la bronchite, sans complication, est une affection qui cède promptement à notre traitement; mais, dans le cas présent, il était impossible de s'occuper de cette bronchite sans encourir le danger d'augmenter l'affection principale. Quand cette complication a lieu dans une phthisie, à la première ou à la deuxième période, on doit s'occuper de la phthisie; après la phthisie, on s'occupera de la bronchite, si elle est assez grave pour n'avoir pas disparu en même temps que l'affection qu'elle compliquait.

Les réflexions que nous venons de faire relativement aux avantages inégaux obtenus dans ces deux cas, recevront une confirmation dans l'histoire du cas suivant, qui ressemble au premier.

Onzième observation.

Mademoiselle X***, Française, née à New-York, âgée de 25 ans environ, belle lymphatique, aux traits réguliers, à la figure enluminée par la fièvre, aux yeux étincelants, aurait pu au premier aspect, pour un homme étranger à la science hippocratique, être prise pour une jeune paresseuse.

Telle aurait pu nous paraître la pauvre phthisique, quand, le 15 janvier 1855, nous la vîmes dans son lit, vers neuf heures et demie du matin ; mais bientôt nous reconnûmes que la fièvre l'avait ainsi parée pour la conduire bientôt au tombeau. Elle se réveilla en toussant, d'une toux quinteuse, qui dura près d'une minute avant de pouvoir répondre à nos questions. Elle a éprouvé les premières atteintes de sa maladie depuis environ un an. Elle n'a jamais eu une santé bien florissante ; les règles se sont établies avec difficulté, et souvent ont été retardées, ou peu abondantes ; elle a presque constamment des fleurs blanches. État actuel : toux fatigante, expectoration de matières tuberculeuses ; peau sèche, brûlante, pouls fréquent, palpitations au moment de la toux, respiration courte, pénible ; langue rouge, enflammée, estomac et ventre très-sensibles au toucher, diarrhée, pas très-fréquente, deux ou trois fois par jour, plusieurs heures après les repas ; cavernes d'une grande étendue dans le poumon gauche, tubercules nombreux dans le droit, mais pas à l'état de ramollissement, excepté tout près de la clavicule où il existe des signes d'une petite ulcération. La malade a conservé un certain appétit jusqu'à ces derniers jours; c'est probablement la raison pour laquelle elle n'est pas très-amaigrie. « Pouvez-vous me guérir ou du moins me soulager? » nous dit-elle, d'un ton scrutateur. Nous aurions bien désiré pouvoir nous soustraire à toute réponse, attendu qu'il fallait ou mentir ou dire une triste vérité. Mais si le proverbe : « Toute vérité n'est pas bonne à dire, » est quelquefois vrai, c'est assurément dans le cas présent ou dans tous les cas semblables. Nous répondîmes donc doctoralement : « Certainement, mademoiselle, vous pouvez guérir, vous êtes assez jeune pour qu'il en soit ainsi. — Hélas! pourtant on m'a fait avaler tant de drogues depuis plus d'un an? Eh bien, au lieu d'aller mieux, je vois que je suis beaucoup plus mal; mais tout le monde dit que vous faites des miracles, faites-en donc encore un de plus et je vous bénirai. »

Nous commençâmes le traitement électrique. La malade éprouva de l'amélioration dans ses souffrances; elle pouvait dormir quelques heures dans son lit, tandis qu'auparavant, il lui fallait rester assise dans un fauteuil, surtout quand le temps était humide et froid. Malgré ce soulagement, nous n'eûmes pas un moment l'espoir de son rétablissement, parce que les lésions locales du poumon gauche ne furent nullement modifiées; dans presque toute l'étendue de ce poumon, elle ne sentit jamais le courant électrique.

Malgré notre peu de satisfaction, relative à la tournure de la maladie, la jeune patiente paraissait pleine de joie et d'espérance, comme la dame de notre première observation. Mais, tout d'un coup, elle fut prise d'une fièvre considérable, de diarrhées fréquentes, d'oppression, etc. Nous apprîmes d'elle-même qu'elle avait eu une indigestion, et qu'elle avait eu très-froid la nuit. En quelques jours elle était au tombeau.

Voilà de bien lugubres tableaux, bien décourageants; mais que le lecteur prenne patience et courage, nous allons lui présenter des couleurs moins sombres, puis ensuite tout sera serein, joyeux, plein d'harmonie. Ces trois cas sont les seuls où nous avons été vaincus. Parmi ceux qui nous restent à citer, nous avons encore eu à déplorer la mort d'un malade, mais cette mort est due à son imprudence.

Malgré notre pronostic fatal à son égard, il avait obtenu la guérison, quand une rechute le conduisit au tombeau, dont nous l'avions en quelque sorte retiré. Le lecteur verra dans cette observation, si nous avions raison de tenter cette épreuve. Cherchons donc, cherchons toujours: c'est la loi de Dieu, c'est le devoir de l'homme, et surtout du vrai médecin.

LETTRE VI.

Douzième observation.

Voici le cas que nous avons annoncé dans la lettre précédente. Nous donnions des soins depuis plusieurs jours à un négociant et à sa femme, atteints tous les deux de fièvre typhoïde, au n° 476, Broad-Way, New-York, lorsqu'un malade, habitant la même maison, nous fit appeler; c'était un maître tailleur d'habits, nommé Brandner, Français Alsacien, qui habitait New-York depuis cinq à six ans. Agé de 35 ans, d'un tempérament lymphatico-nerveux; ses cheveux sont blond pâle, il a très-peu de barbe, la peau blanche comme celle d'une femme.

État actuel : amaigrissement général considérable, traits profondément altérés, pommettes saillantes d'un rouge de feu, joues creusées; la fièvre existe, mais elle est modérée, la diarrhée est si considérable, qu'on pourrait l'appeler coliquative; la respiration est courte, pénible; il expectore avec difficulté, après de grands efforts de toux qui durent plusieurs minutes, des matières tuberculeuses en grande abondance; l'examen de la poitrine nous fait constater des cavernes dans les deux poumons. Nous devons noter un symptôme rare à cette période de l'affection : une hémoptysie assez considérable a lieu assez souvent. Nous aurions bien désiré laisser le malade

mourir tranquille, dans la persuasion où nous étions
que nous ne pouvions obtenir que peu ou point de
résultats favorables. Mais les instances du malade,
qui nous parla comme les autres, de nos *miracles*,
ne nous permirent pas de choisir. Ce jour-là même,
1er décembre, nous commençâmes le traitement
électrique. Cette première application produisit du
soulagement. En moins de quinze jours (une électrisation chaque jour d'environ une demi-heure),
l'amélioration était si grande, que le malade se levait,
mangeait assez bien, ne toussait presque plus ; le
sommeil était assez bon ; les forces générales revenaient à vue d'œil. Vers le vingtième jour, il se
hasarda à sortir, pour venir chez nous, à une très-
courte distance (cinq minutes). Cette hardiesse n'en-
raya pas l'amélioration, il continua à venir une fois
par jour, pour être électrisé. Tout alla pour le mieux
jusqu'au 27 de ce même mois. Nous le regardions
comme guéri. Étant vénérable de la loge maçon-
nique, *l'Union française*, établie à New-York, il
nous demanda s'il pouvait aller au banquet qui aurait lieu la nuit prochaine. Nous lui fîmes envisager
le danger d'une rechute ; ce fut en vain ; mais il nous
promit de ne point se fatiguer à présider ce banquet,
de se retirer de très-bonne heure. Le malheureux
oublia sa promesse, fit des excès de fatigues en sou-
tenant des discussions interminables, but et mangea
trop pour un convalescent. Le lendemain, il nous fit
demander de très-bonne heure. Il était dans un état

déplorable ; il n'était pas reconnaissable : il avait
éprouvé des vomissements, il toussait à perdre
la respiration, une hémoptysie considérable avait
lieu.

Nous essayâmes de remédier au mal, nous ne pûmes
que le pallier. Le mal alla toujours en empirant
pendant près d'un mois, époque à laquelle il succomba.

LETTRE VII.

Le cas suivant est peut-être encore plus grave que
le précédent.

Treizième observation.

Nous allons remonter à notre première visite chez
le malade cité dans la dernière lettre. Le 7 janvier
1856, nous fûmes appelés pour donner des soins à
M. Lejeune, Laurens-street, 66, New-York. Il est
âgé de 30 ans, est venu en Amérique à l'âge de cinq
ans ; il avait été bien portant jusqu'à l'époque où il
fut atteint de rhumatisme ; il est de petite taille,
d'un tempérament lymphatique ; son intelligence est
bien développée, circonstance qui nous aida beaucoup à nous rendre compte de la génération des
phénomènes qui ont accompagné sa maladie. Voici
comment il s'exprimait dans la première conversation que nous eûmes avec lui : « Docteur, il y a près

de six mois que je désire essayer de votre traitement, dont, en général, on dit beaucoup de bien; mais quelques membres de ma famille, qui n'admettent en tout que la routine, qui croient à peine à la vapeur, bien qu'ils voyagent en chemin de fer, m'ont fait différer de vous appeler jusqu'aujourd'hui. Il y a cinq ans que je suis malade, mais il n'y a que six mois que je suis presque constamment alité. Je sais qu'il faut me résigner à mourir; mais pourtant, tant qu'il y a vie, il est permis de tenter de guérir. J'avais renoncé aux médecins; mais mes souffrances sont si insupportables, que j'ai prié le docteur qui me visite de me donner quelque chose qui puisse calmer, dût le calmant abréger ma vie, à laquelle je tiens fort peu. Le docteur a consenti à me faire fumer de l'arsenic. Ce poison me calme un peu, mais mon estomac ne supporte pas même de bouillon de poulet; il ne supporte pas toujours l'eau pure, seule boisson que je puisse me permettre. Voyez ce que vous pouvez faire de moi. » Malgré l'étendue des désordres qui avaient leur siége dans la plupart des organes importants, où ils avaient déjà exercé d'assez profonds ravages, nous n'hésitâmes point à penser que notre traitement procurerait de grands avantages, sinon la guérison complète. Chaque jour, une opération d'une heure eut lieu. Une amélioration notable fut remarquée après les deux ou trois premières électrisations. Après la huitième, le malade n'était pas reconnaissable; il mangeait et digérait passablement; il marchait dans sa chambre. Après vingt-cinq jours, nous pûmes le considérer comme guéri ; seulement les forces générales ne furent assez considérables que dix jours plus tard, époque à laquelle il se promena d'un pas ferme dans la ville et visita ses amis.

Un jour qu'il faisait sa promenade habituelle, il rencontra le dernier docteur qui lui avait donné des soins, mais qui avait cessé de le visiter depuis un certain temps. M. Lejeune, désirant savoir si le docteur le reconnaîtrait, passa près de lui sans rien dire. Le docteur ne le reconnut pas. Un autre jour, il fit la rencontre d'un de ses amis qui n'avait pu le venir voir depuis un certain temps. Cet ami accourut chez nous pour nous féliciter et crier au miracle, nous assurant qu'il s'attendait chaque jour à recevoir une invitation pour aller l'accompagner à sa dernière demeure. Cet ami est un homme distingué qui habite maintenant Paris. Nous sommes persuadé qu'il serait enchanté de témoigner de la véracité de ce que nous venons de raconter.

Encore un mot pour terminer. M. Lejeune vint encore environ quinze jours. Nous continuâmes les opérations chaque jour, tant parce qu'il ressentait quelques palpitations lorsqu'il marchait vite ou longtemps, que parce que nous ne voulions pas abandonner tout d'un coup les organes encore trop faibles. A cette époque, il partit pour le sud de l'Amérique, afin d'éviter le froid des hivers de New-York. Nous n'avons pas eu de nouvelles précises de sa santé, excepté une fois, six ou sept mois après la cessation de son traitement. A ce moment, il ne lui était rien survenu ; il continuait de jouir d'une santé satisfaisante.

LETTRE VIII.

Dans cette lettre, nous allons rapporter quelques observations de phthisies à la première et au commencement de la deuxième période ; c'est-à-dire qui sont arrivées à un degré presque toujours guérissable.

Nous nous abstiendrons de citer les noms, car nous craindrions que, notre livre venant à leur tomber entre les mains, certaines personnes fussent effrayées en lisant le nom de leurs maladies guéries. En effet, l'opinion générale dans le monde est que la phthisie est tout à fait incurable ; ils pourraient redouter, ces pauvres malades, que leur maladie fût cachée dans quelque coin toujours prête à ressaisir leur proie. Nous connaissons trop l'influence du moral sur le physique pour nous exposer à cette imprudence.

Quatorzième observation.

Vers le milieu du mois d'avril 1852, nous fûmes consultés par M. C***, négociant à New-York, Français d'origine, âgé d'environ 40 ans, d'une constitution robuste, d'un tempérament nerveux ; il avait pris depuis environ un an un embonpoint très-con-

7.

sidérable. Jusqu'au moment où il nous consulta, il n'avait pas été très-sérieusement malade. A ce moment, il toussait beaucoup. Nous eûmes recours à la médication ordinaire pendant environ vingt jours ; mais sans aucun succès. Nous lui fîmes la proposition de lui appliquer l'électricité ; il consentit. Une quinzaine d'électrisations réduisit la toux et remit parfaitement l'équilibre dans toute l'organisation. On sera peut-être surpris qu'une simple toux chez un homme fort n'ait pas cédé à la médication ordinaire. Si nos moyens de diagnostic n'eussent pas été plus parfaits que les anciens, nous aurions temporisé en suivant la médication commencée ; mais ayant exercé avec nos pouces une pression sur la huitième paire des ganglions cervicaux, une douleur assez vive se fit sentir dans le ganglion gauche, et dans le poumon du même côté.

D'après ce que nous avons dit à l'article *traitement*, il est certain que nous avions affaire à une affection tuberculeuse. Sans ce précieux moyen de diagnostic, nous eussions laissé marcher la maladie, car aucun signe certain ordinaire n'annonçait la présence de tubercules pulmonaires. Pouvait-on, en effet, regarder comme signes certains de la phthisie, une toux sans expectoration autre que des mucosités, une diminution d'appétit et un certain degré d'affaiblissement, lorsque l'auscultation et la percussion ne faisaient rien constater d'anormal dans l'un ou l'autre poumon.

Au moyen de notre diagnostic électrique, nous n'aurons jamais de doute ; c'est la vraie boussole du médecin.

LETTRE IX.

Quinzième observation.

Voici une autre observation de phthisies au commencement de la deuxième période, chez un individu en apparence assez robuste. En effet, il est d'une assez belle stature : le corps droit, les épaules larges ; mais examiné en détail, nous ne sommes pas peu surpris de trouver une affection tuberculeuse. Il est chauve bien qu'il n'ait que 30 ans ; sa poitrine est très-amaigrie ; ses membres sont grêles ; il a des ganglions engorgés au cou ; il tousse considérablement ; il a eu la coqueluche tout l'hiver, elle lui a été communiquée par ses enfants ; plusieurs de ces derniers sont morts phthisiques.

Interrogé sur sa famille, il répond que son père est vieux et bien portant ; sa mère est morte jeune ; pour lui, il a été affecté d'une pleurésie chronique vers l'âge de seize ans ; il a eu beaucoup de peine à s'en débarrasser. Depuis cette époque, il a eu, selon ses expressions, *des hauts et des bas*. Nous le visitâmes le 1er mars 1859 pour la première fois : il était alité ; la fièvre était assez considérable ; il toussait beaucoup et expectorait des mucosités mêlées de matières tuberculeuses; une certaine quantité de sang avait été expectorée la nuit. L'auscultation nous fit constater une caverne peu étendue au-dessous de la clavicule droite; de la matité existe en plusieurs points dans le même poumon. Dans le poumon gauche, au sommet, un peu de craquement et une respiration insuffisante.

Le malade est un homme très-intelligent, qui n'a jamais eu de privations et peu d'embarras dans ses affaires; il est à la tête d'une maison considérable de bijouterie en pleine prospérité. La seule cause qui aurait pu avoir de l'influence sur le développement de sa maladie, c'est le changement de climat; il n'y a que cinq ou six ans qu'il a quitté Paris pour venir habiter New-York où les hivers sont rigoureux. Plusieurs hivers précédents, il a, à son dire, obtenu l'apaisement de sa toux et d'autres accidents au moyen de frictions sur la poitrine avec de l'huile de crotontigliome. Nous eûmes immédiatement recours à l'application de l'électricité. En quelques jours, une grande amélioration eut lieu. Nous pratiquâmes une opération d'une demi-heure chaque jour. Huit jours s'étaient à peine écoulés, que l'expectoration ne consistait plus qu'en mucosités peu abondantes, les matins seulement, moment où il toussait encore un peu; l'appétit était excellent, le sommeil paisible; les forces croissaient à vue d'œil. Il fut encore électrisé pendant dix jours, époque où il se sentit dans un état très-satisfaisant. La guérison s'est maintenue. Nous avons oublié de noter que ce malade avait un rhumatisme à l'épaule et au bras droit, qui cessa sous l'influence de nos applications électriques. Nous faisons mention de cette dernière circonstance, car nous rencontrons souvent cette complication chez les phthisiques. Nous avons précédemment prouvé que le rhumatisme engendre souvent les tubercules pulmonaires ; dans le cas présent, il n'était qu'une complication.

Seizième observation.

Le cas suivant offre de l'intérêt sous le rapport de la cause qui l'a produit. C'est une femme d'environ 35 ans, Française, habitant New-York depuis cinq ou six ans, d'un tempérament lymphatico - nerveux ; elle a toujours été bien portante jusqu'à il y a six mois, époque où elle commença à tousser et à maigrir. Ces accidents survinrent à la suite de soins qu'elle donna à son mari, qui succomba à la phthisie après deux ans environ de maladie. Ils avaient été dans une large aisance que leur procurait une bonne maison de commerce qu'ils tenaient à New-York. Les dépenses excédèrent bientôt le revenu, et les privations de toute sorte en furent la triste conséquence : la nourriture fut de mauvaise qualité, le logement malsain. La jeune femme fut même obligée de partager le lit du moribond, imprégné de mauvaises odeurs causées par les sueurs fétides qui inondaient le malade. Cette dernière circonstance nous paraît avoir déterminé la maladie de la jeune femme. Ce n'est pas de cette époque que nous regardons la phthisie comme contagieuse ; nous avons constaté bien des fois à Paris, pendant quinze ans que nous y avons exercé, ce funeste résultat.

Nous avons encore présent à la mémoire le cas suivant.

Dix-septième obervation.

M. G***, employé, succomba à la phthisie après avoir été alité pendant près d'un an. Sa femme, dont la constitution était des plus robustes, avait également partagé son lit dans les mêmes circonstances que celles que nous venons de noter dans le cas précédent. Malgré nos avertissements sur le danger qu'elle courait, elle ne voulait point consentir à prendre les précautions conseillées, alléguant qu'elle craignait d'être désagréable à son mari. Deux mois après la mort de son mari, qui arriva un an juste après son alitement, la jeune femme vint réclamer nos soins pour une toux considérable qui empira de jour en jour, et accompagnée des symptômes les plus graves d'une phthisie pulmonaire aiguë, à laquelle elle succomba après quelques semaines de maladie. Malheureusement, nous ne connaissions pas la puissance curative de l'électricité. Rien ne peut diminuer la certitude que cette maladie doit sa cause à la contagion. Son tempérament robuste, l'absence de tuberculeux dans sa famille ne peuvent laisser de doute. Sa mère, dont elle était le portrait, est une grande et forte femme, gaie et active, âgée de 74 ans, et à laquelle on assignerait 60 ans, tout au plus.

Dix-huitième observation.

Mais revenons à la dame de New-York, dont nous avons commencé l'histoire. Vers le mois de décembre 1859, quelques semaines après la mort de son mari, elle vint nous consulter. A cette époque, elle était d'une maigreur considérable, toussait beaucoup ; elle avait des hémoptysies fréquentes, de la fièvre pendant la nuit ; l'auscultation nous fit constater du craquement et de l'insuffisance de respiration au sommet des deux poumons, surtout à gauche. Immédiatement une électrisation fut pratiquée ; elle fut répétée à trois jours d'intervalle. Elle subit la même opération dix fois en trois semaines.

Après ce temps, elle ne toussait plus ; la respiration était naturelle ; l'hémoptysie n'avait pas reparu ; les forces étaient revenues. Nous la regardâmes comme guérie ; mais nous ayant appris qu'elle avait des fleurs blanches assez abondantes, longtemps même avant sa maladie de poitrine, cinq ou six électrisations furent pratiquées sur l'utérus. Dans l'espace de deux semaines, tout était rentré dans l'ordre ; les règles qui étaient presque blanches prirent l'état normal. Nous avons revu bien des fois cette dame ; elle jouissait d'une santé florissante.

Nous pourrions multiplier des citations de phthisie pulmonaire guérie par notre méthode pendant notre long séjour à New-York ; mais nous croyons nous être assez étendu pour le profit du lecteur et des malades qui seraient traités par notre méthode. Nous allons laisser New-York et son dur climat pour aborder l'histoire de quelques maladies de même nature, sous un climat plus doux, bien que placé à la même latitude environ. Nous voulons parler de Constantinople.

LETTRE X.

A Constantinople, l'hiver est presque imperceptible pour les personnes qui ont senti pendant plusieurs années le souffle de l'aquilon venant du Canada. Les étés ont des chaleurs moyennes tempérées par le vent du nord qui souffle, presque constamment. Les naturels du pays ne se plaignent que de trop de sécheresse.

Toutes ces circonstances, et d'autres qu'il serait trop long d'énumérer, nous parurent d'abord exclure la fréquence de la phthisie dans une pareille contrée. Nous n'avions pas séjourné deux mois à Constantinople qu'il nous fallut changer d'avis. Non-seulement la phthisie pulmonaire y est très-commune, parmi les femmes surtout ; mais encore une foule de maladies chroniques, comme scrofules, affections de l'utérus, etc. Nous croyons que le genre de vie et les mœurs contribuent puissamment à ce développement bien moins fréquent dans les autres contrées de l'Europe.

Les jeunes filles se marient à treize ans, vivent enfermées, bien qu'à l'époque où nous vivons elles soient plus libres qu'autrefois; leur nourriture est plus végétale qu'autrement, elles usent de bains d'étuves presque chaque jour, fument presque continuellement. Quant aux mœurs, nous n'en parlons pas, elles sont orientales! Ce que nous venons de dire supplée le climat qui n'eût pas suffi au développement d'une si belle moisson pour l'entretien de la phthisie qui ne dévore pas ses victimes comme dans les pays froids, mais les consume à petit feu. Les phthisiques en sont quittes pour souffrir longtemps, ordinairement jusqu'à une certaine vieillesse.

Nous avons donc un vaste champ d'observations intéressantes; cependant nous nous bornerons à un certain nombre de cas pour ne pas prendre la place d'autres maladies non moins intéressantes.

D'ailleurs, nous serons encore obligé de revenir à la phthisie en faisant l'histoire d'un certain nombre d'affections de l'utérus compliquées de phthisie pulmonaire dont elles paraissent souvent la conséquence. Contrairement à ce que nous avons vu à New-York, dans des cas semblables, nous avons produit des améliorations considérables, enrayé la maladie sans l'avoir complétement arrêtée, ce qui aurait probablement eu lieu si les patients nous en avaient donné le temps ; mais ces malades, pour la plupart, ayant été envoyés par des personnes que nous avions guéries promptement, parce qu'elles étaient moins gravement atteintes, cessaient le traitement aussitôt soulagés.

Du reste, nous croyons avoir remarqué que toutes les maladies de ce pays sont moins rebelles qu'à New-York ; la raison en est peut-être dans la douceur du climat. A l'appui de cette dernière supposition, nous citerons quelques cas de guérisons rapides étrangères à notre cadre actuel :

Dix-neuvième observation.

Zekerria-Pacha, un des plus illustres guerriers de la Turquie, étant atteint d'une sciatique depuis environ dix ans, était allé à Paris, à Londres et à Vienne pour se faire traiter de cette affection qui ne lui laissait aucun repos. A notre arrivée, il fut un de ceux qui nous consultèrent des premiers. Dix électrisations enlevèrent sa douleur qui n'a pas reparu depuis un an. Il a été si reconnaissant qu'il a fait publier sa guérison dans le journal de Constantinople. Une foule de guérisons aussi brillantes l'ont été également dans le même journal.

Un colonel, ami du Pacha, souffrait affreusement d'une sciatique depuis près d'un an. Étant en garnison loin de Constantinople, il essaya tous les remèdes conseillés en pareille circonstance; mais son mal augmentait plutôt que de s'améliorer.

Ayant appris que son général avait été guéri par nous, il vint à Constantinople. Quinze électrisations le guérirent radicalement.

Vingtième observation.

Un aide de camp du ministre de la guerre souffrait d'une névralgie faciale depuis trois ans quand la température était froide et humide; son mal était insupportable, il était incapable de remplir ses fonctions et de s'appliquer a quelque occupation que ce fût. Souvent l'appétit et le sommeil étaient nuls. Cinq électrisations l'ont entièrement guéri, il n'a pas eu le moindre retour depuis un an. Nous pourrions citer beaucoup d'autres cas guéris aussi promptement. La demoiselle d'Omer-Pacha, âgée de 20 ans, fut guérie en huit fois, l'année dernière, d'un rhumatisme siégeant dans les muscles de la cuisse gauche, de l'abdomen et des reins; elle n'a rien ressenti depuis un an. Une de ses sœurs, plus âgée de 3 ou 4 ans, fut électrisée il y a environ cinq mois (mai 1861) pour un rhumatisme aigu qui s'étendait depuis l'épaule droite jusqu'aux doigts. Cinq électrisations d'une demi-heure triomphèrent de son mal qui n'a pas reparu depuis. Ces deux jeunes personnes ont des constitutions superbes. La deuxième fut

très-surprise d'être guérie avec une pareille promptitude, attendu qu'on lui avait dit que son mal était
une affection charbonneuse qui ne pouvait guérir
que par des prières; elle en essaya pendant trois
jours sans aucun succès. La mode est cependant
dans ce pays aux prières d'abord; puis on en vient
à la médecine quand la maladie s'est aggravée.

Vingt-et-unième observation.

Une dame du palais du Sultan, affectée d'une névralgie faciale depuis des années, en a été guérie
en huit fois. Une vieille dame (la quatrième femme
du Sultan Mamhoud), âgée d'environ 70 ans, affectée de la même maladie et, de plus, d'un trouble
dans la vision, n'a guéri qu'après plusieurs semaines : cette lenteur nous paraît attribuable à son âge.
Une de ses femmes recouvra l'odorat qu'elle avait
perdu depuis deux ou trois ans, en une seule application.

Un pacha d'un embonpoint démesuré, atteint de
rhumatisme, a guéri en trois applications électriques, résultat qui nous a surpris à cause de son infirmité graisseuse et de l'ancienneté de la maladie.
Nous pourrions citer beaucoup d'autres cas guéris
aussi promptement.

LETTRE XI.

Maintenant, si nous rapprochons de ces derniers

cas quelques guérisons, à peu près de même nature, obtenues à New-York, nous verrons la vérification de ce que nous disions relativement à la différence de durée des mêmes affections dans les deux pays. Un restaurateur à New-York avait un lumbago dont il souffrait beaucoup. Sa santé était très-bonne, bien que son tempérament fût assez lymphatique ; il ne fut débarrassé de son affection qu'à la douzième électrisation.

Vingt-deuxième observation.

Madame D***, âgée de 30 ans, éprouve depuis trois ans de grandes douleurs frontales qui s'étendent jusqu'aux oreilles. Ayant reconnu que la maladie est une névralgie rhumatismale, nous appliquâmes l'électricité, elle en éprouva beaucoup de soulagement; mais la guérison radicale n'a lieu qu'à la neuvième opération.

Madame S***, Française Alsacienne, est arrivée à New-York depuis trois mois. Elle est enceinte de cinq mois. Sa santé avait été bonne pendant tout le temps de son séjour en France. Pendant la traversée de l'Océan, elle fut atteinte d'une névralgie faciale du côté gauche; la douleur s'étant propagée dans l'oreille du même côté, elle en devint complétement sourde. Elle réclama nos soins vers la fin de mars 1858, la première application procura du soulagement; mais ce ne fut qu'à la dix-septième qu'elle fut entièrement guérie. Beaucoup d'autres cas analogues ou semblables que nous pourrions rapporter ont eu ou à peu près le même résultat.

Nous croyons devoir attribuer à la différence du climat la durée inégale des maladies dans ces deux pays; cependant nous croyons que la constitution des sujets a une bonne part dans la durée des maladies, quelle que soit la température des contrées. Pour corroborer cette dernière assertion, nous allons encore citer quelques cas. Ces considérations pourraient paraître oiseuses au premier abord, mais le praticien qui connaît l'impatience des malades qui veulent savoir dans combien de temps ils seront guéris, ne sera pas fâché d'avoir le plus d'éléments possible pour établir le pronostic.

Vingt-troisième observation.

M. M***, restaurateur à New-York, Français, venu en Amérique, il y a environ six ans, d'une constitution très-robuste, âgé de 40 ans, n'a jamais eu de maladies; il est seulement sujet à un lumbago qui ne le fait souffrir qu'à l'automne depuis cinq ou six ans. Il traite son rhumatisme par les sangsues; après deux ou trois applications, il se sent soulagé et se trouve guéri en quinze jours, quelquefois vingt. Si dans l'intervalle de sa grande crise d'automne, il éprouve quelques douleurs, il n'en vaque pas moins à ses affaires sans trop de gêne. Il réclama nos soins le 10 décembre 1857 ; il était alité depuis la veille seulement et souffrait tellement qu'il ne pouvait faire un mouvement. L'électricité fut appliquée pendant environ trois quarts d'heure ; à ce moment, n'éprouvant aucune douleur, il se leva et vaqua à ses affaires. Il n'a pas été atteint depuis.

Vingt-quatrième observation.

M. Ch***, bijoutier à New-York, âgé de 50 ans environ, d'une bonne constitution, d'un tempérament nerveux, n'a jamais fait de maladies ; vers le commencement d'avril 1858, il fut attaqué d'un rhumatisme aigu siégeant dans le bras, la cuisse et la jambe gauches. Ayant été appelé pour lui donner des soins, nous le soumîmes à une application électrique pendant trois quarts d'heure environ. Avant l'opération, il ne pouvait faire un mouvement sans pousser des cris. A ce moment, nous le priâmes de se lever. Il nous regarda avec étonnement et défiance, et pourtant tenta d'obtempérer à notre demande, ce qu'il fit facilement sans éprouver la moindre douleur. Sa joie égala sa surprise, on lui avait dit qu'il ne guérirait pas avant six semaines, et il n'a jamais senti la moindre atteinte rhumatismale, bien qu'il n'ait été électrisé qu'une fois.

Un Français Alsacien, menuisier, à New-York, âgé d'environ 30 ans, d'une constitution robuste, de tempérament lymphatico-sanguin, fut amené chez nous par deux camarades qui le soutenaient, tant il était impotent. Il souffrait depuis environ une semaine d'un rhumatisme articulaire et musculaire de la cuisse et de la jambe gauches; l'autre genou gonflé et rouge commençait à lui faire éprouver des douleurs excessives. Il fut électrisé pendant une heure, à la suite de laquelle il marcha presque seul. Encore électrisé neuf fois, et il ne ressentit jamais de douleurs rhumatismales.

Nous bornerons là nos citations relatives au pronostic sous le rapport du climat et du tempérament. Nous allons reprendre les observations de phthisies dont nous avons obtenu les guérisons à Constantinople.

LETTRE XII.

Le lecteur sera peut-être surpris que nous insistions peu sur les symptômes fournis par l'auscultation et la percussion; mais il doit savoir comme nous combien ces moyens de diagnostic sont insuffisants, surtout quand il s'agit de la première période de la phthisie pulmonaire et quelquefois même de la deuxième. Notre diagnostic électrique permet de reconnaître la maladie dès son début, tandis que les moyens ordinaires ne donnent de certitude que lorsque le mal est sans remède.

Vingt-cinquième observation.

M. M***, officier supérieur de l'état-major de Constantinople, vint réclamer nos soins au commencement d'avril 1861 ; il paraissait très-souffrant. Il est âgé de 38 ans environ, d'un tempérament lymphatico-nerveux, pâle, les traits fatigués, amaigri ; il tousse beaucoup depuis longtemps ; il a éprouvé beaucoup de fatigues pendant plusieurs années de guerre que son pays a eu à soutenir contre des tribus arabes insoumises. Il est arrivé à Constantinople depuis six mois environ, après trois ans d'absence. Il ne se sent très-malade que depuis qu'il a quitté le climat très-chaud de l'Asie ; il trouve qu'il fait très-froid ici.

L'auscultation nous fait reconnaître un craquement sous la clavicule gauche avec une respiration insuffisante, il éprouve de la difficulté à respirer. Il y a quelques jours, il eut une fièvre considérable, éprouva de la suffocation ; son médecin habituel lui fit appliquer des sangsues au côté gauche de la poitrine. Cette médication diminua la fièvre et les autres accidents ; mais les forces furent encore diminuées ; l'appétit ne fut pas recouvré, le peu d'aliments qui sont ingérés dans l'estomac causent de la pesanteur, la pression sur les ganglions cervicaux est douloureuse, les premiers dorsaux sont aussi sensibles à la pression. Une application électrique fut immédiatement pratiquée sur les poumons et sur l'estomac. Trois électrisations eurent lieu (une chaque jour). A cette époque, une amélioration considérable était évidente ; le malade respirait facilement, la toux n'avait plus lieu que le matin et pendant peu de temps ; l'appétit et les forces renaissaient à vue d'œil. Le malade ayant beaucoup d'occupation suspendit le traitement et ne revint que cinq à six jours plus tard ; le mieux s'était soutenu ; trois nouvelles électrisations à trois ou quatre jours d'intervalle furent encore pratiquées ; à cette époque la santé était complétement rétablie. Depuis, il a continué à se bien porter.

Vingt-sixième observation.

Un prêtre d'un haut rang, âgé d'environ 40 ans, nous fit demander pour lui donner des soins au mois d'octobre l'année dernière (1860); nous le trouvâmes dans l'état suivant : tempérament lymphatico-nerveux, taille un peu au-dessous de la moyenne, membres grêles, traits exprimant la souffrance, fièvre modérée. Il nous apprit qu'il était alité depuis peu de jours ; que malgré le mauvais état de sa santé pendant plusieurs années, il pouvait vaquer à ses affaires excepté par moments, comme cette fois, lorsqu'il lui survenait des attaques de goutte : il était ce jour-là atteint d'un rhumatisme goutteux de la jambe, de la cuisse et du pied gauche. C'est à

cette affection qu'était due la fièvre, car, habituellement, il en est exempt. Nous constatons de l'emphysème dans les deux poumons ; cette affection n'est pas générale, elle ne cause pas de dys-
pnée, mais seulement de la difficulté à respirer. Si
nous n'avions pas eu notre diagnostic électrique,
nous aurions cru avoir affaire à deux maladies (l'emphysème et la goutte), contre lesquelles la médecine
ordinaire n'a que peu ou point de ressources. En effet, le célèbre Laënnec et le savant et très-distingué
M. Louis ont fait de belles descriptions de la première de ces affections ; mais ils ont avoué leur im-
puissance relativement à leurs moyens curatifs. Nous
voulons bien croire avec M. Louis que l'emphysème
est rarement accompagné de tubercules pulmonaires ;
mais dans le cas présent, des tubercules étaient bien
manifestes dans les deux poumons. Non-seulement
les tubercules avaient envahi ces organes, mais encore ils occupaient l'estomac (dyspepsie), les petits
intestins et le foie ; nous en eûmes la preuve par
l'examen des ganglions nerveux. En effet, les trois
premières paires dorsales faisaient éprouver une douleur assez vive à la pression ; la huitième paire cervicale était également sensible, mais peu, sans s'irra-
dier dans les poumons comme dans la phthisie aiguë ;
la première paire dorsale, la septième ainsi que la
onzième étaient aussi médiocrement sensibles. Une
électrisation fut pratiquée immédiatement. Le malade
se trouva si bien qu'il nous pria de rester jusqu'au

lendemain, attendu qu'il habitait encore sa maison de campagne sur le Bosphore, très-près de la mer Noire, distance très-considérable de Constantinople. L'opération dura une heure, une nouvelle eut lieu huit heures après, puis une troisième. Le lendemain matin, après cette troisième, les accidents de rhumatisme goutteux qui, comme nous l'avons dit, n'étaient pas très-considérables, avaient entièrement disparu; la respiration était beaucoup meilleure; la fièvre avait également cessé. Nous quittâmes le malade et nous revînmes le lendemain soir. Ce jour-là, il fut électrisé encore trois fois, comme à la première visite. Deux jours plus tard, il fut encore soumis au même nombre d'opérations. Le malade se trouvait tellement bien, qu'il se croyait guéri. Notre opinion différant de la sienne à cet égard, nous lui donnâmes le conseil de prendre des précautions de régime, de suspendre tout traitement et d'attendre le mauvais temps qui n'était pas loin, puisque nous touchions à l'hiver; qu'à cette époque, il faudrait nous prévenir, car nous craignions qu'une maladie dont le début remontait à plusieurs années, eût conservé quelques racines. Tout alla bien jusqu'en mars suivant. A ce moment, il eut une légère attaque de goutte et quelque difficulté dans la respiration. Quatre électrisations en huit jours ramenèrent le calme et la santé. Jusqu'à ce moment (15 octobre même année), rien n'est survenu. Nous avouons que nous avons été quelque peu surpris de voir tant de désordres répan-

dus dans un grand nombre d'organes importants,
céder si promptement à notre médication.

LETTRE XIII.

Des maladies du canal digestif.

Si maintenant nous abordons les affections du canal digestif, nous ne trouvons partout que confusion
dans les auteurs les plus estimés; ils appellent gastrite, gastro-entérite, entérite, des maladies siégeant
dans des tissus d'une nature toute différente. Ainsi,
l'anatomie pathologique trouve non-seulement la
muqueuse altérée, mais souvent la couche musculaire, le tissu cellulaire, quelquefois la tunique péri-
tonéale participant à l'affection. D'après eux, toutes
les lésions ou à peu près toutes, que l'on trouve
dans les différents tissus que nous venons d'énumérer, constituent une seule maladie, la gastrite ou la
gastro-entérite, si elle s'étend dans toute l'étendue
du canal alimentaire. Dans les organes pulmonaires,
on n'a pas confondu la bronchite avec la pleuro-
pneumonie. D'où vient cette erreur de prédilection
dans les maladies du canal digestif? S'en serait-on
laissé imposer par la dénomination de peau interne
qu'on se plaît à répéter à toute occasion? Mais dans
ces deux membranes, il n'existe que des rapports
d'aspect. Quand on examine simplement la nature

8.

intime de chacune, on est frappé de la différence;
en effet, au lieu des papilles de la peau qui sécrète
un liquide acide (la sérosité), on trouve dans la
membrane muqueuse du canal digestif des villosités
sécrétant un liquide alcalin (humeur muqueuse). La
première de ces membranes reçoit des nerfs sensitifs, la deuxième, des nerfs moteurs. On a décrit
comme des lésions produites par l'inflammation une
foule de désordres siégeant dans les muqueuses,
comme l'hyperhémie, l'hypertrophie, le ramollissement, l'ulcération, etc. Nous ne trouvons là aucun
des caractères des inflammations. Nous avons déjà
eu occasion de faire cette remarque au sujet des affections cérébrales. Les désordres ci-dessus sont dus
à l'inflammation des séreuses voisines ou éloignées
des muqueuses. Le seul désordre produit par l'affection des muqueuses est l'atrophie; nous voulons parler des désordres sur le cadavre; car, pendant la vie,
il doit exister de l'hyperhémie et des modifications
de sécrétions. Si, comme nous l'avons fait, on avait
constaté l'existence d'une membrane muqueuse dans
chaque fibre musculaire, on aurait compris que l'a-
trophie des muscles est une affection de ces membranes. Les lésions des muqueuses autres que l'atrophie sont produites par l'inflammation des séreuses
voisines, ou du tissu cellulaire qui est de la même
nature. Lorsque les séreuses sont enflammées à un
degré considérable, elles font subir au sang des altérations qui le rendent moins apte à circuler; alors

il s'arrête dans la muqueuse où il produit les désordres en question, excepté l'atrophie qui est, comme nous l'avons dit, un phénomène dû aux affections propres des muqueuses; encore ne la démontre-t-on que lorsque la maladie a duré longtemps (affections catharrales chroniques). Le choléra ne laisse rien de semblable.

Si on avait eu un critérium dans les savantes recherches qui ont eu lieu en anatomie pathologique, on aurait sans peine vu clairement la vérité. Ce critérium n'est autre chose que la connaissance de lois qui président aux phénomènes de la vie. En effet, comment confondre les produits de la puissance centrifuge avec ceux de la puissance centripète, le chaud avec le froid, la dilatation avec la contraction. Tous les actes physiologiques et pathologiques qui ont eu lieu dans les membranes séreuses sont sous l'empire de la première puissance électro-positive, qui est constamment accompagnée de chaleur, principe dilatant, tandis que les actes physiologiques et pathologiques qui se passent dans les muqueuses sont régis par la puissance centripète qui est constamment accompagnée de froid, principe de contraction. Une des preuves les plus palpables que les choses se passent ainsi, c'est la nature des nerfs que reçoivent ces membranes. (Voyez distribution périphérique des nerfs). Une source d'erreurs d'un autre genre vient de l'ignorance de l'existence de séro-muqueuses réunies dans certaines régions, comme à la bouche, au larynx, aux fosses nasales, à l'estomac, aux parties génitales, aux conduits auditifs, à l'anus. Excepté ces régions qu'on paraît jusqu'à présent n'avoir regardées que comme tapissées de muqueuses, nous défions les plus habiles de trouver des lésions semblables à celles produites dans les séreuses.

LETTRE XIV.

Nous allons citer des observations d'un savant très-distingué, M. le professeur Trousseau. On pourra voir qu'elles abondent dans notre sens, bien qu'il ne s'en soit pas douté, puisqu'il regarde les affections dont nous allons parler comme des maladies communes à la peau interne et à la peau externe; ces maladies sont les éruptions cutanées en général.

Nous ne nous occuperons que de la dyphtérite qu'il regarde comme la même affection qu'une foule d'autres états pathologiques, tels que le croup, angine couenneuse, etc. Sous ce rapport, nous sommes tout à fait de son avis. En effet, les produits de toutes ces inflammations ont la même cause, la prédominance de la puissance positive. La composition de tous ces produits est de la fibrine modifiée d'une foule de manières. M. Trousseau a trouvé les produits de l'inflammation sur l'enveloppe cutanée, une foule de fois; il les a également constatés dans les régions que nous avons nommées muco-séreuses et même dans des conduits qui n'ont pas cette membrane mixte. En effet, il a reconnu de fausses membranes dans les grosses et les petites bronches. Mais voyons comment se trouvaient ces fausses membranes dans ces conduits : ils n'avaient aucune adhérence avec la muqueuse, qui elle-même n'avait pas ce pointillé rouge qu'on trouve toujours dans les muco-séreuses enflammées ; c'est ce pointillé qui engendre la matière de la fausse membrane à laquelle il adhère, comme s'il en était la racine.

Dans les cas où on trouve les fausses membranes plus ou moins éloignées de la région où elles ont pris naissance, c'est qu'elles y ont été portées en raison de leur poids spécifique et de la déclivité de ces parties. D'ailleurs, on ne voit ces transports, que quand ces matières morbides sont produites en abondance.

Nous aurions pu nous dispenser d'entrer dans ces discussions, car, pour nous, nous reconnaissons facilement la nature des maladies au moyen de notre diagnostic électrique ; mais nous désirons convaincre par tous les moyens et engager les savants de bonne foi à faire des recherches sérieuses.

Selon nous, les maladies inflammatoires du canal digestif sont bien plus rares qu'on ne l'avait cru. L'estomac seul est susceptible d'inflammation, à cause de la nature de sa structure qui est muco-séreuse.

L'école physiologique rangeait au nombre des
gastro-entérites les deux maladies dont nous allons
nous occuper en ce moment. Il s'est fait une réaction en faveur de la vérité ; en effet, aujourd'hui on
est bien éloigné de partager l'opinion délirante du
célèbre Broussais à l'égard des deux affections en
question : le choléra et la fièvre typhoïde. Beaucoup
d'autres dissidences existent maintenant entre ce
dernier et les modernes. Nous nous réjouissons bien
sincèrement de ce progrès, car c'en est un bien réel,
qui tendrait à prouver que les savants contempo-
rains recherchent sérieusement la vérité. Nous ne
pouvons dire, en effet, que ce récent progrès est une
révolution dans la science ; que les principes sont
d'accord avec les théories ! Les savants avouent eux-
mêmes que la science n'est pas assez avancée pour
connaître la cause première des maladies, pas même
leur nature intime ; bien plus, que leurs moyens de
recherches ne sont qu'empiriques. Il faut convenir
que ces aveux proviennent d'esprits philosophiques
bien dignes d'éloges. On ne peut douter de voir
bientôt la lumière se faire. Les auteurs auxquels
nous faisons allusion sont doués de talents supérieurs, capables de grandes choses ; il est à regretter qu'ils n'aient pas eu notre critérium. Ils se sont
jusqu'ici appliqués exclusivement à l'analyse, à
l'exemple du père de la médecine, ou plutôt du père
de l'empirisme ; ils l'ont même dépassé de cent cou-
dées. Il est vrai que le temps, ce vieux père de tous

les progrès, a marché sans cesse depuis, et que les éléments d'investigations se sont accrus et perfectionnés d'une manière prodigieuse. Le père de l'empirisme, si on aime mieux, le père de l'analyse exclusive a seulement indiqué le chemin ; il ne pouvait faire plus, attendu que, de son temps, il n'existait ni anatomie à proprement parler, ni anatomie pathologique, ni chimie, ni microscope. D'où vient donc qu'on a gardé de lui un souvenir si vénéré qu'il est presque nne idole ? Si nous avions une réponse à faire, nous dirions que l'esprit humain a toujours été enclin à attacher une grande importance à ce qui est ancien. Cependant, en plein dix-neuvième siècle, il nous semble que la vérité seule, ancienne ou d'hier, doit exercer sur les savants un empire plus puissant que le nom du grand homme. Nous avons pour les hommes dont le génie a profité à l'humanité une reconnaissance sans bornes ; mais nous ne leur vouons pas de culte, attendu que cette idolâtrie est nuisible au progrès ; on est trop disposé à jurer sur la foi du maître. Voyez ce qui se passe relativement à Hippocrate : il a employé exclusivement l'analyse ; depuis, on a continué à suivre son exemple ; il était nécessaire que cette analyse fût faite aussi complétement que possible avant de songer à la synthèse ; mais aujourd'hui le sol scientifique est jonché de matériaux ; n'est-il pas temps de construire le grand édifice médical ? Tant que ces innombrables matériaux resteront pêle-mêle , il n'existera pas de science complète exacte, l'empirisme seul régnera aveuglément.

LETTRE XV.

Il existe dans la nature des éléments suffisants pour édifier une science médicale aussi exacte, aussi certaine que les mathématiques. Nous croyons que notre ouvrage contiendra assez de règles certaines, pour arriver à cette édification.

Nous donnons la clef; c'est aux hommes de talent, de génie, de bonne volonté, d'en faire usage. Nous nous adressons aux véritables médecins, à ceux qui ont avant tout pour mobile l'amour de la vérité. Quant à ceux qui ne travaillent qu'en vue de posséder de l'or et les jouissances plus ou moins fausses qu'il procure, nous n'en avons aucun souci ; leurs critiques et leurs clameurs viendront s'émousser contre la triple cuirasse que nous avons revêtue pour rechercher la vérité plus à notre aise. Mais revenons à ce que nous venons de dire relativement à la science, à une science exacte, certaine comme les mathématiques. Si nous n'arrivons pas au même degré d'exactitude pour la science médicale que pour la science précédente, il nous paraît inutile, nuisible même de s'occuper de l'art de guérir.

La nature seule fera toujours mieux que nous, tant que nous ne serons pas guidés par le flambeau de la vérité pure. Si quelqu'un pouvait croire qu'il existe actuellement une science médicale complète, nous le prierons de lire la définition d'une science exacte par un membre de l'Institut de France, M. Frank. Pour nous, nous adoptons complétement sa manière de voir. Voici cette définition : « Une série de faits et le principe naturel qui sert de base à ces faits ne constituent pas une science. Tous les faits naturels ont pour base un principe naturel, et leurs séries, si nombreuses qu'elles soient, ne présentent que de l'empirisme ! La science exige autre chose, elle est la synthèse qui classe les lois particulières et leurs phénomènes, les assujettit et les relie à la loi générale où s'éclairent l'explication et la confirmation de toutes les vérités. » Le même auteur dit plus bas : « L'expérience ne comprend que les lois et les faits que nous connaissons, et rien ne nous empêche d'en supposer d'autres que nous ne connaissons pas. » Cette dernière citation prouve qu'il est impossible de connaître tous les phénomènes et toutes les lois de la nature. Il n'y a que Dieu qui connaisse tout. C'est une loi du progrès qui veut que, comme le dit le bonhomme Lafontaine, les derniers venus y trouvent à glaner.

Une science nous paraît assez certaine, lorsque, comme les mathématiques et la physique, elle donne des résultats aussi utiles ; cependant, ces deux sciences, bien que relativement plus parfaites que les autres, laissent toujours à désirer. Malgré leurs desiderata, elles n'en sont pas moins les mères des chefs-d'œuvre des arts qui font notre admiration. Ce sont elles qui nous ont procuré les avantages extraordinaires de nous transporter d'un bout du monde à l'autre en quelques jours, qui nous font communiquer avec nos semblables des mêmes distances en quelques heures.

De ce que nous ne pouvons tout savoir, faut-il se croiser les bras et s'écrier avec l'aveugle fataliste : Dieu est grand ! Le vrai philosophe cherche toujours, afin de recueillir le plus d'éléments possibles de la vérité. Il n'est pas d'une nécessité absolue de connaître tous les symptômes d'une maladie pour savoir sa nature destructive ; il en est à peu près de même de toutes les connaissances humaines.

Pourvu que les principaux phénomènes et les lois qui les régissent nous soient bien connus, nous possédons la vérité relative approximativement, d'une manière suffisante, si elle est plus ou moins utile. Il n'est pas besoin de connaître tous les phénomènes de la combustion et les lois qui les régissent pour savoir qu'elle peut être nuisible et utile relativement, il suffit à la plupart des hommes que l'expérience les ait instruits de la production de la chaleur.

Nos lecteurs nous pardonneront cette longue digression ; elle nous a paru utile pour fixer l'attention sur l'importance que nous attachons à la connaissance des lois principes.

LETTRE XVI.

Revenons aux maladies dont il a été question en commençant. Chers confrères, veuillez accepter l'assurance de notre reconnaissance bien sincère, pour les progrès considérables que vous avez fait faire à l'analyse. Vous avez débarrassé la science d'une foule de divisions, subdivisions, et de bien autre chose dans la nomenclature nosologique ; c'est un progrès réel. Nous attachons une grande importance à comparer le choléra avec la fièvre typhoïde ; car, loin d'avoir une origine commune, une nature identique, ces deux affections diffèrent l'une de l'autre comme le chaud diffère du froid. Nous ne citerons que les principaux symptômes, ceux qui établissent un contraste frappant entre elles. L'une, le choléra, est le type des affections causées par la prédominance négative, portée à son plus haut degré. L'autre, la fièvre typhoïde, est également le type des affections causées par la prédominance positive, également à son plus haut degré. Toutes les autres maladies correspondent à ces deux types. Nous l'avons déjà dit, il ne nous a pas été possible de rattacher aucune des maladies affectant le corps humain à aucun autre type quelconque. Nous pourrions renvoyer le lecteur à notre diagnostic électrique, qui, à lui seul, permet de lever toute incertitude ; mais nous avons voulu accumuler toutes les preuves scientifiques possibles, afin de ne pas laisser l'ombre d'un doute ; quand il s'agit de vérités aussi importantes que celles qui concernent la santé et la vie de nos semblables, nous n'épargnerons ni peine ni labeur.

Le choléra est caractérisé par une diminution plus ou moins considérable de la chaleur vitale, diminution qui peut aller jusqu'à son extinction complète. Jamais le choléra ne commence par des symptômes fébriles, ce qui est au contraire le caractère essentiel de la fièvre typhoïde et de toutes les maladies positives. Le choléra existe tant que la période algide n'a pas cessé ; la mort peut avoir lieu pendant cette période ; ce n'est malheureusement que trop souvent le cas, en vertu des lois qui gouvernent l'équilibre. Il n'y a pas d'action sans une tendance à la réaction, mais le choléra nous donne la preuve que ce n'est pas assez souvent le cas. Quand cette réaction a lieu d'une manière suffisante, l'équilibre se rétablit sans encombre ; mais quand, par une cause quelconque, la réaction va trop loin, la puissance positive, qui était d'abord la plus faible, devient prédominante à son tour. De là surgissent de nouveaux phénomènes d'une nature opposée, phénomènes positifs, tels que la fièvre typhoïde ou des inflammations d'un ou de plusieurs des organes prédisposés. Nous verrons souvent, dans notre nomenclature nosologique des affections négatives, des résultats semblables.

Voyons, maintenant, si le choléra est bien dans des tissus où ne siége jamais une maladie positive. Assurément il n'est point une gastrite, pourtant il affecte la membrane muqueuse gastro-intestinale. De savants auteurs ont dit que, quand la mort arrive promptement, on ne trouve rien de caractéristique dans le canal alimentaire. Non, on ne trouve rien qui ressemble à une gastro-entérite, objet principal de leurs recherches ; mais on trouve des modifications dans les sécrétions de la muqueuse, des altérations plus ou moins marquées dans sa densité qui est toujours modifiée, soit que son volume soit augmenté ou diminué (tuméfaction, atrophie, ramollissement) ; ces lésions sont caractéristiques des affections négatives, et nullement des positives (inflammations). Si les anatomo-pathologistes n'avaient trop souvent eu en vue de trouver de grands désordres, ils auraient noté ces petits phénomènes morbides, qui pourtant sont caractéristiques, des maladies négatives ; il aurait fallu, pour une constatation pareille, savoir que la prédominance négative, loin de dévorer les tissus, à la manière de la prédominance positive, a pour effet de resserrer les parties affectées.

Les désordres locaux ne sont nullement en rapport avec la gravité des symptômes généraux et l'issue de la maladie, si souvent fatale. Pourtant, ces désordres organiques, si peu semblables à ceux produits par les inflammations, sont plus promptement mortels : c'est qu'ils ont suffi à éteindre la puissance vitale. En examinant le corps d'un asphyxié, on ne trouve pas non plus de lésions matérielles, et cependant la puissance vitale est absente.

Nous avons dit que le choléra a son siége dans la membrane muqueuse gastro-intestinale; mais n'attaque-t-il que cette membrane? Les symptômes généraux, l'accablement, la prostration, les crampes, etc., dénotent l'envahissement des muqueuses des muscles, et dans les cas les plus graves toutes les muqueuses sont affectées. Un plus ou moins grand nombre d'observateurs ont cru avoir trouvé la principale cause du choléra dans une altération du sang. Les alcalis y manquent, disent-ils : cela est vrai, parfaitement prouvé ; mais ce n'est pas là la cause, seulement l'effet. Ainsi, en cherchant à remédier à l'effet, au lieu de vous adresser à la cause, vous perdez votre temps et vos malades, du moins la plupart du temps; comment voulez-vous que nous croyions à votre succès? Vous introduisez des substances alcalines dans ce laboratoire humain, qui, avant l'attaque, aurait pu se les assimiler; maintenant elles éprouveront le même effet que si elles étaient placées, dans une cornue, sur un fourneau sans feu. Adressons-nous donc à la cause. Si vous voulez nous prêter un moment votre attention, vous aurez la preuve que la chose n'est pas difficile et le succès presque toujours certain.

La cause immédiate, c'est la destruction de l'équilibre dans les forces vitales, que nous avons précédemment définie, quelle que soit la cause première qui l'ait produite.

Il existe bien des moyens de rétablir cet équilibre, de faire renaître la chaleur vitale perdue.

Tous les médecins, frappés de ce phénomène morbide, qui diminue la série des autres désordres, s'occupent tout d'abord d'y remédier ; mais ils sont pressés, ils ont tant de malades à visiter, qu'ils chargent de ce soin les personnes présentes, qui, la plupart, ignorant jusqu'à quel degré il faut chauffer, poussent l'opération jusqu'à l'ébullition, c'est-à-dire jusqu'à ce que la maladie ait changé de caractère : au lieu de froid, ils font du chaud ; au lieu du choléra, ils produisent la fièvre typhoïde. Le malade meurt d'une méningite au lieu de mourir asphyxié par le choléra.

Ne pourriez-vous, chers confrères, conduire vous-même l'opération, au risque de ne visiter par jour qu'une douzaine de malades que vous guéririez ; tandis que vous auriez pu en visiter cinquante ou plus, que votre trop rapide visite n'empêchera pas de mourir.

Imitons les bons chimistes, qui n'abandonnent pas la surveillance de leurs opérations à des mains étrangères à leur art.

Voici notre manière de voir à l'égard du choix des moyens à apporter à cet état morbide.

L'électricité étant, depuis plus de quinze ans, l'objet de prédilection de nos études, et les succès que nous avons obtenus si nombreux et si extraordinaires, il ne paraîtra pas étonnant que nous lui donnions la préférence.

LETTRE XVII.

Un cas de choléra, n'importe quelle qu'en soit la gravité, nous appliquons le pôle négatif sur la paire ganglionnaire qui correspond à l'estomac, et le positif est promené sur cet organe le temps nécessaire; puis successivement sur les autres paires ganglionnaires correspondant aux autres divisions du canal digestif. (Voyez notre théorie relative à l'*application de l'électricité*, 2ᵉ partie.) Quand les accidents du canal digestif sont disparus ou calmés, nous passons aux muscles malades; il n'est pas difficile de reconnaître lesquels sont atteints, puisque des crampes s'y font sentir plus ou moins violemment; les voies respiratoires sont aussi atteintes dans les cas graves. Nous électrisons en suivant les règles que nous avons tracées précédemment; quelquefois un quart d'heure d'application dissipe l'orage; pourtant il se pourrait qu'une demi-heure ou même une heure fût nécessaire. Pendant l'opération la réaction a lieu, mais elle ne dépasse jamais l'équilibre, comme cela arrive si souvent quand on emploie des moyens artificiels grossiers ou des médicaments contraires.

L'équilibre ainsi rétabli, toute médication devient inutile ; mais il faudra des soins intelligents aux convalescents, qui consistent en air pur, chaleur douce, boissons froides acidulées qu'ils prendront à volonté. Si les choses se passent ainsi, le temps employé n'aura pas été considérable ; il n'aura pas été beaucoup plus long qu'une conversation avec les parents, souvent oiseuse. Dans les salles des hôpitaux, où il y a des quantités de malades, les médecins en chef ont des aides capables ; d'ailleurs, des mains étrangères pourraient tenir l'instrument (les pôles) une fois placé et fonctionnant, tandis que les médecins et leurs aides surveilleraient les opérations. Ainsi, tout devient facile, en ville comme à l'hôpital.

Supposons qu'un empêchement quelconque s'oppose à l'application de l'électricité, nous ne nous écririons pas, comme des sectaires fanatiques : hors notre église point de salut ! pourvu que les autres méthodes de traitement soient basées sur les principes naturels que nous avons fait connaître. Ainsi, nous applaudirons les médecins qui auraient recours soit à l'hydrothérapie, soit au magnétisme, soit enfin à l'homéopathie. Nos lecteurs vont s'écrier que ces trois méthodes ne sont pas acceptées par les grands maîtres. Hélas ! nous ne le savons que trop ! mais quel est le motif de cette répulsion ? Serait-il vrai que leur science à eux (l'allopathie) est supérieure aux autres ! Nous renvoyons pour la réponse à cette définition de M. Franck de l'Institut, relativement à une vraie science. Nous donnerons quelques-unes des raisons qui nous engagent à conseiller les trois méthodes précédentes : la première, c'est qu'elle nous paraît basée sur des principes naturels ; la seconde raison, c'est qu'il est bien prouvé qu'elle produit une multitude de guérisons qui n'avaient pu être guéries par la médecine ordinaire. Le vaste génie de Mesmer a fait connaître l'agent magnétique ainsi que ses lois et ses effets sur l'organisme ; nous disons fait connaître, car il n'inventa pas le magnétisme, mais il en rendit un compte scientifique et forma un corps de doctrine, ce que déjà plusieurs savants avaient tenté avant lui, mais sans un succès complet.

Bien des siecles auparavant, l'auteur du christianisme faisait des guérisons miraculeuses au moyen de ses facultés magnétiques, qu'il possédait au plus haut degré possible. Du reste, il n'est pas le premier ni le seul à son époque qui sût faire usage de ses facultés communes à tous les hommes, à des degrés extrêmement variés. Dès l'antiquité la plus reculée, cette faculté magnétique s'était révélée à certains hommes célèbres dans l'histoire, quelquefois à de simples charmeurs de serpents. Quoi qu'il en soit, avant Mesmer, on regardait les phénomènes magnétiques comme des miracles produits par certains hommes privilégiés ; mais ce grand homme prouva que tous les êtres humains sont doués de cette faculté à des degrés variables. Depuis cette époque des esprits supérieurs ont continué non-seulement à produire de semblables miracles, selon le degré de leur puissance magnétique, mais encore ils ont agrandi la science de Mesmer : les Puysegur, les Deleuze ont continué l'œuvre avec un succès qui a dû saisir d'étonnement bon nombre d'incrédules de nos jours. M. le baron Dupotet, cet apôtre de la nouvelle doctrine, se dévoue corps et âme depuis quarante ans à sa propagation ; ses nombreux ouvrages sont remplis d'appréciations et de découvertes nouvelles qui étaient utiles pour consolider l'édifice. Sans son dévouement à toute épreuve, cette belle science serait probablement oubliée ou reléguée entre les mains profanes des charlatans. Qu'il daigne recevoir l'expression de notre reconnaissance !

Les Auber-Gauthier, les Cahagnier, méritent une large part d'éloges pour leurs beaux travaux magnétiques. L'infatigable Lafontaine et l'ingénieur Ricard n'ont pas de moindres titres à la reconnaissance des magnétistes et des nombreux malades auxquels ils ont rendu la santé.

Nous savons bien que le magnétisme n'est pas praticable en toutes circonstances : d'abord le magnétiseur ne peut opérer que sur un petit nombre de malades chaque jour. Les machines électriques au contraire ne se fatiguent jamais.

Les lecteurs qui nous ont suivi avec attention, nous ayant entendu faire la recommandation expresse de bien reconnaître si la maladie est positive ou négative afin de ne pas appliquer une électricité pour l'autre, seront peut-être surpris de nous voir recommander une méthode (le magnétisme) qui consiste en un fluide analogue ou semblable au fluide électrique. Il est vrai que les révélateurs de cette science n'avaient rien dit que nous sachions sur la dualité d'action (positive et negative) de l'agent magnétique; il est aussi très-vrai que pendant longtemps les magnétiseurs ont opéré sans s'occuper de cette importante propriété. Leurs volontés lançaient le fluide vital sur les malades dans un état plus ou moins positif, et le salutaire fluide était reçu par les organes malades où il rétablissait l'équilibre. Nous avons prouvé dans le cours de cet ouvrage que le corps humain est une machine électrique en tout semblable à nos appareils ordinaires, mais infiniment supérieure. Il était d'une grande utilité de démontrer que ce même corps humain et même tous les corps de la nature sont polarisés; car si le magnétisme, avant cette découverte, opérait des cures merveilleuses, elles devront être plus nombreuses et plus étonnantes, si les magnétiseurs savent mettre à profit cette nouvelle connaissance. Pendant que nos corps savants s'occupaient de la polarisation de la lumière, question très-importante, sans nul doute, M. Boisrémont, etc., découvraient la polarité du corps humain. Ils ont prouvé qu'une moitié latérale du corps humain est positive et l'autre négative; jusqu'ici pourtant on n'est pas d'accord dans tous les cas relativement à la détermination du côté qui est positif de celui qui est

négatif. Nous croyons que ce désaccord provient de
ce qu'un plus ou moins grand nombre d'individus
font exception à la loi générale, qui veut que le
côté gauche soit positif et le côté droit négatif. D'a-
près plusieurs expérimentateurs habiles et nos
propres recherches, les personnes qui usent avec
plus d'aisance, de force et de dextérité du côté droit
que du côté gauche (ce qui est la règle générale), ce
côté droit est négatif, contrairement à ce qu'on
aurait pu croire *à priori ;* les personnes dans le cas
contraire ont le positif à droite. Le rapprochement
que nous allons faire donnera une grande probabilité,
nous l'espérons, à la réalité de notre assertion.

En effet, si on saisit un des pôles de nos machines
dans chaque main, le pôle négatif sera senti plus
fortement que l'autre. Si donc le bras droit est plus
fort que l'autre, il s'ensuivrait, du moins d'après
l'analogie, qu'il est négatif.

Est-ce à dire, comme on pourrait le supposer,
qu'un des côtés du corps est tout à fait positif et
l'autre tout à fait négatif ? Non assurément. Si on
veut bien se rappeler ce que nous avons dit de nos
machines à courants indirects, on aura l'explication
complète de la nature positive et négative des deux
côtés du corps humain, relativement à leur état électrique : en effet, il y a du côté positif un peu plus
de positif que de négatif ; du côté négatif un peu plus
de négatif que de positif. S'il en était autrement,
il y aurait un des côtés du corps constamment

chaud et l'autre froid, car on n'ignore pas que le positif est chaud, le négatif froid ; il n'y a que les corps inorganiques qui puissent avoir des courants directs.

L'électricité positive est fournie par les nerfs sensitifs, et la négative par les nerfs moteurs ; or, on trouve ces deux genres de nerfs d'un côté aussi bien que de l'autre. La différence nous paraît consister dans l'inégale quantité de fluide positif et négatif de chaque côté. — Puisque la polarité humaine est prouvée, il nous paraît naturel d'engager les magnétiseurs à employer notre méthode, c'est-à-dire appuyer une main sur les ganglions spinaux correspondant aux organes malades, l'autre main sur ces mêmes organes. Si nous avons insisté sur la nature des courants humains, c'est pour faire voir leur identité avec les courants des machines ordinaires. Nous sommes peu surpris du vague qui règne relativement aux opinions des expérimentateurs, qui assignent, les uns la propriété positive à droite, les autres cette même propriété à gauche ; car nous rencontrons aussi beaucoup de difficultés dans la constatation exacte de ces propriétés dans nos machines à courants indirects. Il n'en est plus de même des courants directs : en effet, l'électromètre indique sans aucun tâtonnement où est le pôle positif et le pôle négatif. M. Duchêne, de Boulogne, paraît avoir indiqué ces deux ordres de courants en les désignant sous les noms de première et deuxième induction ; il attribue à l'une la production de phénomènes chimiques, et à l'autre des phénomènes physiologiques ; nous le croyons dans l'erreur. Nous ne l'en félicitons pas moins pour le zèle qu'il a déployé à la propagation de l'application de l'électricité aux maladies. C'est assurément son plus beau titre de gloire, car pour le reste il n'a fait que de l'empirisme.

LETTRE XVIII.

La doctrine hydrothérapique nous est assez familière pour que nous puissions affirmer que l'équilibre vital se rétablit parfaitement sous son influence. Cependant, bien que l'agent employé par elle soit sous la main de tout le monde, nous savons par expérience que la pratique de ce genre de médication n'est pas très-facile ; car, tantôt dans une maladie, il faut avoir recours au froid, dans une autre, au chaud. Il est vrai que le thermomètre peut lever une partie des difficultés, mais nous renvoyons aux ouvrages spéciaux ; il en existe de très-bons en langue française, anglaise et allemande. Ce que nous savons, c'est que l'eau intelligemment employée en thérapeutique peut produire tous les effets physiologiques opérés par les autres méthodes naturelles. Ce que nous venons de dire de cette méthode, nous l'avons dit avec connaissance de cause, attendu que nous avons

passé près d'une année en qualité de premier médecin dans une maison de santé (hydrothérapique)
considérable, située dans l'ouest de l'Amérique.

Nous nous bornerons à la citation suivante qui est
bien en sa faveur. Les Persans, dans les épidémies
de choléra, n'emploient pas d'autres modes de traitement. Ils établissent sur les places publiques et dans
les rues des hommes qui sont chargés de frotter les
cholériques ; ils les déshabillent entièrement et leur
font des frictions avec de l'eau froide, jusqu'à ce
que la réaction ait lieu. A ce moment ils les renvoient
chez eux, où ils se mettent au lit jusqu'à ce que les
forces soient rétablies ; ce qui n'est pas long. Les
personnes qui sont attaquées chez elles envoient
chercher quelques-uns de ces frotteurs de peau humaine, qui ne sont pas plus médecins qu'un fort de
la halle. On nous a assuré que les épidémies sont
très-peu meurtrières dans ce pays.

LETTRE XIX.

La doctrine d'Hanemann a plusieurs points de
contact avec l'allopathie ; elle emploie des médicaments tirés des trois règnes, minéral, végétal et animal. Elle a, comme cette dernière, recours à la chimie, qui lui fournit ses produits ; mais elle modifie
ses préparations en leur faisant subir la trituration.
Par ce procédé, elle rétablit entre elle et l'allopathie
une différence essentielle.

On a crié du haut des toits : c'est impossible, c'est absurde !... Il est facile de nier des phénomènes qu'on n'a pas constaté, et souvent même on a refusé de s'assurer de leur existence ; mais cette manière de raisonner ne prouve rien.

Un grand nombre d'hommes intelligents versés dans la connaissance des sciences exactes, ennuyés de demander en vain des lumières à l'empirisme, se sont rangés du côté des homéopathes. En Amérique, ce pays de toutes les libertés, le nombre des homéopathes est à notre connaissance plus considérable que celui des allopathes, et chaque jour les premiers font une foule de prosélytes.

D'ailleurs, le public, las d'être saigné, purgé, d'avaler d'énormes doses de médicaments, refuse de continuer parce qu'il voit que loin d'avoir la santé réparée, il est usé souvent avant l'âge.

Si l'espace nous le permettait, nous citerions un discours de réouverture au Collége de France, prononcé par un des plus célèbres professeurs allopathes, M. Magendie. On y verrait beaucoup de choses qui ne sont pas en faveur de l'allopathie. Il déclare positivement que c'est dans les services (dans les hôpitaux) où on fait le moins de médecine, que la mortalité est moins grande.

Mais revenons à l'homéopathie et cherchons s'il ne serait pas possible de se rendre un compte satisfaisant des principes sur lesquels cette doctrine est basée. On a dit que les doses infinitésimales peuvent déterminer des actions assez puissantes sur l'organisme pour y produire une modification favorable au rétablissement de l'équilibre; on va plus loin, on affirme qu'elles ne déterminent aucune action. Ce jugement un peu précipité est empreint de peu de bonne foi, car les homéopathes, d'autres savants et nous même, avons constaté que non-seulement les médicaments, mais même toutes les substances médicales, n'agissent qu'en vertu de leurs propriétés électriques; aussi avons nous cru être autorisé à classer les médicaments et les substances dont nous venons de parler en positifs et négatifs. C'est la connaissance de ces principes qui avait engagé Hanemann à faire subir la trituration aux substances médicamenteuses, afin de leur communiquer une puissance électrique plus considérable; ainsi préparées, ces substances peuvent être considérées, dans cet état, comme contenant une somme très-élevée de fluide électrique qu'elles n'avaient point auparavant. Dira-t-on que le fait ne peut être? Le célèbre Faraday a constaté qu'une seule goutte d'eau contient assez de fluide électrique pour faire marcher une machine ordinaire pendant un instant. Cette découverte tendrait à prouver que dans certaines circonstances quelques molécules matérielles peuvent être chargées de beaucoup d'électricité. Si les principes sur lesquels Hanemann a fondé sa doctrine existent comme beaucoup de savants éclairés le pensent, d'après de consciencieuses expériences, ne devons-nous pas être effrayés de nous exposer tous les jours à nuire à nos malades par des doses énormes de médicaments que nous introduisons dans les laboratoires humains, où ils doivent être décomposés avec dégagement d'électricité. Ne serait-il pas plus sage de réviser notre matière médicale d'après les principes que nous avons indiqués dans le cours de cet ouvrage. Ce que nous avons dit relativement à ces diverses méthodes de traitement est applicable à toutes les maladies.

LETTRE XX.

Nous allons maintenant rechercher si la fièvre typhoïde a des caractères bien tranchés qui établissent un contraste si évident entre elle et le choléra, afin qu'il ne reste pas le moindre doute à cet égard.

Nous avons vu que le choléra n'a jamais de phénomènes fébriles, tandis que la fièvre typhoïde n'existe jamais sans en être accompagnée. Un autre caractère essentiel de cette fièvre, c'est son siége ; en effet, elle affecte constamment les membranes séreuses. Nous savons bien qu'elle a été classée au nombre des fièvres essentielles, ces entités qui ne servent qu'à obscurcir la science. On doit se souvenir qu'on a beaucoup ri des helminthes du célèbre Raspail ; ces hypothèses valent celles des allopathes. Dans le cours de cet ouvrage nous avons démontré que toutes les maladies inflammatoires (positives)

ne peuvent avoir leurs siéges autre part que dans
les membranes séreuses; tandis que les maladies
qui ne sont pas accompagnées de phénomènes fébriles affectent exclusivement les membranes muqueuses. Si les savants s'étaient moins préoccupés
de chercher le siége de l'affection typhoïde dans
les glandes de Peyer, afin d'en faire une maladie
éruptive de la peau interne, comme ils disent, ils
auraient vu qu'elle peut envahir toutes les séreuses
dans les cas extrêmes; en cherchant sans idées
préconçues, ils auraient rencontré des lésions (dans
les séreuses bien entendu), notamment dans les
poumons, au cerveau et souvent dans les séreuses
des muscles et des autres organes. Ces évacua-
tions, quelquefois si considérables, d'où provien-
draient-elles si elles n'étaient engendrées par l'inflammation d'une vaste étendue de tissus? Ces
lésions de glandes de Peyer, ces ulcérations de
la muqueuse intestinale sont consécutivement produites par l'action de ces matières morbides (matière âcre des anciens). Si les glandes de Peyer
étaient capables de sécréter une pareille abondance
de produits morbides, il faudrait leur supposer une
activité que la physiologie leur refuse. Les auteurs
qui assimilent cette affection aux fièvres éruptives,
ne se sont pas trompés; car, bien qu'ils se soient
mépris sur son véritable siége, elle n'en appartient
pas moins à la même classe positive, affectant les
membranes séreuses comme les précédentes; mais

elle en diffère sous le rapport des phénomènes morbides visibles. Nous croyons avoir bien démontré les caractères tranchés qui différencient les deux affections que nous comparons. En effet, tout phénomène fébrile, absent dans l'une, accompagne constamment l'autre. Ce cachet indélébile que la nature leur a imprimé, et qui établit entre elles un contraste si frappant, va nous servir pour grouper autour de chacun de ces types les autres affections, selon qu'elles présenteront l'un ou l'autre cachet que nous venons d'indiquer. Établissons donc notre nomenclature sur cette base naturelle.

Nomenclature nosologique.

Nous ne croyons pas utile de classer les maladies selon l'ordre de leur gravité, ni de faire une classification complète ; nous nous contenterons de grouper autour de nos deux types les plus importantes, laissant aux lecteurs la tâche facile de reconnaître eux-mêmes à laquelle des deux classes appartiennent celles dont nous n'avons pas fait mention.

Guidés par les principes que nous avons démontrés et aussi par notre diagnostic électrique, nulle hésitation n'est possible.

Les fièvres intermittentes présentent le cachet caractéristique du choléra. En effet, elles ont la période algide. Lorsqu'elles sont sans gravité, la réaction s'y fait sans encombre, comme dans les cas de choléra sporadique également sans gravité ni complication. Pourtant cette réaction est souvent incomplète; aussi de nouveaux accès ont lieu, et plus ils se renouvellent, plus elle devient inefficace, et la maladie prend une gravité qu'elle n'avait pas au début. Lorsque l'intermittence appartient aux fièvres dites pernicieuses, le sujet atteint peut succomber comme dans le choléra, pendant la période algide ou pendant la réaction, soit que la prédominance vitale, d'abord négative, ait fait place à la prédominance opposée (positive) qui a produit des désordres inflammatoires, absolument comme le choléra dans sa période de réaction. Mais n'existe-t-il que l'absence de phénomènes fébriles pour ranger les fièvres intermittentes dans la classe des affections négatives? Ne pourrait-on pas comme dans les autres maladies constater leurs siéges? Non-seulement la chose est facile, mais encore évidente : en effet, les membranes muqueuses des muscles de la vie de relation sont principalement affectées. Les personnes qui en doutent n'ont qu'à examiner un malade pendant le frisson; les muscles n'éprouvent-ils pas de véritables convulsions? La plupart des savants regardent les fièvres intermittentes comme des maladies essentielles, c'est-à-dire sans lésions organiques; cette manière de voir n'a rien qui nous surprenne, attendu que ni le scalpel ni le microscope ne peuvent rien retrouver sur la nature morte, de ce qui aurait dû être constaté sur le vivant.

Les lésions de ce genre, et d'autres que nous cite-rons en faisant l'histoire de maladies dites névroses, sont trop fugaces pour laisser après la mort des traces appréciables aux moyens ordinaires d'investi-gation. Il est donc de toute nécessité, si l'on veut connaître le siége de ces affections, d'user de notre diagnostic électrique. C'est en agissant sur les mus-cles de la vie de relation, par les courants de nos machines, que nous faisons cesser en quelques mi-nutes les accès les plus violents, lorsqu'il est ques-tion d'agir dans la période algide ; dans ce cas, nous électrisons positivement les muscles. L'électrisation générale par les pieds et les mains suffit. (Voyez *Électrisation générale des muscles de la vie de relation*, 2ᵉ partie, page   .) Quand on est obligé d'électriser pendant la réaction, on renversera les pôles, c'est-à-dire que l'opération devra être néga-tive. S'il existait déjà des inflammations, on électri-serait les organes enflammés, selon les règles pres-crites relativement aux inflammations. Pour ne laisser aucun embarras au praticien, nous allons dé-crire le procédé que nous mettons en usage dans tous ses détails.

Si on veut électriser pendant la période algide, on fait prendre dans les deux mains les deux réophores, un dans chaque main ; après cinq minutes, changer les pôles de main. Cinq nouvelles minutes étant écou-lées, on applique le réophore positif sous la plante d'un des pieds, et l'autre dans la main du côté opposé ; puis on transportera les pôles, le positif sous l'autre pied, et l'autre dans la main du côté opposé. Quand on veut électriser pendant la réaction, on agit en sens contraire, c'est-à-dire que c'est le pôle négatif qui se place sous les pieds. Il y a des malades qui ne peuvent supporter un des pôles dans la main ; dans ce cas, on place le pôle qui devrait être dans la main sur les derniers ganglions du cou, excepté le huitième. Quant à l'application des pôles dans les deux mains, en commençant, n'importe lequel est à droite ou à gauche, pourvu qu'on ait soin de changer ces pôles de main, comme nous l'avons dit.

LETTRE XXI.

Du catarrhe pulmonaire.

Cette affection, que nous évitons de nommer bronchite, parce que cette dénomination implique une nature inflammatoire, présente, comme le choléra et les autres affections des muqueuses, absence complète de phénomènes fébriles, quand elle est exempte de complications. La grippe simple et celle qui précède les épidémies de choléra, ainsi que le catarrhe gastro-intestinal, ne diffèrent en rien des états morbides précédents, sous le rapport de leur nature, qui est négative. Le coryza est souvent une affection négative ; mais tel n'est pas toujours le cas,

car la membrane qui tapisse les fosses nasales n'est
point une simple muqueuse, mais une muco-
séreuse. On objectera peut-être que, souvent, les
affections catarrhales sont accompagnées de phénomènes fébriles; c'est qu'alors il existe une ou plusieurs complications. Quelques séreuses sont néces-
sairement affectées en même temps.

Nous allons terminer notre classification abrégée
des affections négatives par l'examen des lésions
qu'on observe dans une maladie qu'on n'a rangée ni
dans les inflammations ni dans les fièvres essentielles : nous voulons parler du scorbut, qu'on s'accorde à faire dépendre d'une altération du sang.
Nous croyons avoir prouvé que les liquides, ne rece-
vant pas de nerfs, ne peuvent éprouver d'altération
primitive. Avant que ce liquide et les autres circulant dans nos tissus aient éprouvé une modification
morbide, il est logique de penser qu'un défaut d'é-
quilibre ait eu lieu, plus ou moins longtemps auparavant, dans les forces vitales. Nous affirmons avoir
constaté que cette rupture de l'équilibre a lieu primitivement et sans exception, soit dans les membranes séreuses, soit dans les muqueuses. Force
nous est donc de chercher à rattacher à l'un de nos
deux types la terrible maladie dont nous nous occu-
pons. Nos recherches n'ont pas tardé à nous convaincre qu'il faut la classer au nombre des affections
négatives, parce qu'elle présente le même cachet
que ces dernières : en effet, l'absence de phénomènes

fébriles et son siége dans les muqueuses ne laissent aucun doute à cet égard. Si, quelquefois, une réaction a lieu, elle est la même que dans le choléra.

La fièvre jaune, que nous n'avons vue qu'une seule fois, et chez un seul sujet faiblement atteint, nous a laissé dans une certaine incertitude relativement à sa nature. Cependant, si on peut s'en rapporter aux descriptions des auteurs qui l'ont vue et décrite, on ne peut voir dans les désordres qu'elle présente qu'une affection des muqueuses, puisqu'on n'a jamais noté, que nous sachions, de phénomènes fébriles; s'il en survient, ils ont la plus grande analogie, ou plutôt identité, avec ceux qui ont lieu dans le choléra, soit que l'équilibre se rétablisse, soit que la réaction produise une véritable inflammation.

Nous croyons devoir borner là ce que nous avions à dire relativement aux affections négatives.

D'ailleurs, notre diagnostic électrique est destiné à lever tous les doutes qui pourraient surgir.

LETTRE XXII.

Des maladies positives.

Les maladies que nous classons dans le second type, c'est-à-dire celles où prédomine la force positive, ne viennent pas se ranger dans un ordre moins naturel que celles de la classe précédente. En effet, les phénomènes fébriles qu'elles présentent con-

stamment, et leurs siéges dans les membranes séreuses, établissent une parfaite identité entre elles
relativement à leur caractère essentiel. Dans cette
classe nous rangerons d'abord toutes les fièvres
éruptives. Nous avons été extrêmement surpris de
voir les savants créer encore des entités à l'égard
d'affections qui pourraient être regardées comme un
des types des désordres inflammatoires. Que leur
manque-t-il donc, en effet, pour pouvoir les classer
dans les inflammations? Ces petits abcès multiples
qui occupent une plus ou moins grande étendue de
la peau, et qui parcourent dans leur évolution complète des périodes en tout semblables aux inflammations, ne témoignent-ils pas en faveur de l'opinion
que nous émettons? On a dit que ces éruptions n'é-
taient que des accidents secondaires; s'il en est
ainsi, il faudra rayer du dictionnaire le mot inflammation, car il n'aura plus de sens, puisqu'il ne servira plus à donner la même signification à deux
choses identiques. Quelle est donc l'inflammation
qui n'a pas, comme les fièvres éruptives, une in-
cubation plus ou moins longue? Est-ce que l'érysipèle, qu'on n'hésite pas à regarder comme une inflammation de la peau, n'est pas identique aux
autres éruptions de l'organe cutané, sous le rapport
des phénomènes morbides qui caractérisent ce qu'on
est convenu d'appeler inflammation? Mais, pour
notre thèse, ces divergences d'opinion n'ont absolument aucune importance; en effet, il nous suffit de

retrouver, dans les phénomènes morbides qui caractérisent les maladies positives, le même cachet indélébile que la nature imprime infailliblement au type autour duquel nous devons grouper ces affections. Nous n'ignorons pas qu'il survient à l'organe cutané des éruptions si peu étendues et si légères, qu'elles peuvent n'occasionner aucun phénomène fébrile ; mais il leur reste un caractère plus essentiel que la réaction fébrile, nous voulons parler de leur siége évident dans une séreuse, siége commun à toutes les maladies de la peau. Il ne nous paraît donc point nécessaire de faire l'énumération de ces affections, parce que toutes, sans exception, doivent être classées parmi les maladies à prédominance positive. Le rhumatisme, que nous avons déjà largement mentionné ailleurs, dans le cours de cet ouvrage, appartient à la même classe que les éruptions cutanées. La goutte, qu'on a à tort séparée du rhumatisme, doit être classée dans le même ordre. Beaucoup d'auteurs nient encore la nature inflammatoire du rhumatisme et de la goutte, probablement à cause que les phénomènes qu'ils présentent n'accomplissent pas, dans la région d'abord occupée, toutes les périodes de leur évolution, comme dans les autres inflammations. Ce n'est là qu'une différence sans aucune importance, puisque les phénomènes essentiels caractéristiques des inflammations, comme tout le monde le comprend, ne manquent jamais dans le rhumatisme et la goutte. En effet, dans quelles maladies voit-on les phénomènes fébriles mieux marqués, quand ces affections sont à l'état aigu? On y peut noter les caractères physiques qu'on est convenu de regarder comme pathognomonique de toute inflammation, chaleur, tumeur, rougeur et douleur.

Toutes les inflammations vraies, telles que nous les avons définies doivent être rangées parmi les affections électro-positives.

LETTRE XXIII.

Le typhus et la peste.

On s'étonnera que nous n'ayons pas placé en première ligne dans notre nomenclature nosologique ces deux affections positives, car ces deux maladies sont plus graves que la fièvre typhoïde avec laquelle elles ont tant de ressemblance. Les deux premières n'étant qu'accidentelles, dues seulement à des influences que la civilisation aura bientôt achevé de faire disparaître, nous avons dû prendre pour type la fièvre typhoïde, qui a toujours existé et existera toujours sous tous les climats, car elle est le résumé de toutes les autres inflammations, comme nous l'avons expliqué précédemment. Nous venons de dire que le typhus et la peste étaient sur le point de disparaître de notre globe sous l'influence de la civilisation; en effet, les théâtres principaux sur lesquels ces deux fléaux exerçaient leurs ravages en Europe sont délivrés de leur présence. Depuis longtemps, Londres, Constantinople, ne reçoivent plus leurs visites meurtrières : la première, depuis plus d'un siècle ; la deuxième, depuis plus de quarante ans. Ces heureux résultats sont l'œuvre de la civilisation. Quant à la deuxième, le feu a eu plus d'influence que la civilisation. A Constantinople, les incendies monstres se renouvellent souvent, le sol se trouve ainsi débarrassé de ces grotesques maisons bâties en bois et ne laissant entre elles que des intervalles en guise de rues, que deux personnes marchant de front occupent complétement. Les quartiers qui ont été incendiés depuis un certain nombre d'années (ils sont assez nombreux maintenant) possèdent des maisons plus salubres ; les rues sont plus larges et pavées tant bien que mal. Ces légères améliorations n'auraient pas banni le fléau en question d'une cité moins heureusement située que la capitale de l'Islamisme bâtie sur une série de collines en amphithéâtre et accessible à tous les vents. Nous terminons ce que nous avons à dire relativement à Constantinople par une remarque, qui nous a surpris dans un si beau climat. Nous voulons parler de la présence de la phthisie pulmonaire surtout chez le sexe féminin : en effet, il est très-rare de rencontrer une femme de 20 ans et au-dessus qui ne soit plus ou moins atteinte de cette affection ; mais il paraît que la marche en est lente. Beaucoup d'entre elles parviennent à une certaine vieillesse, malgré qu'elles aient été affectées dès leur jeunesse. Cette circontance de lenteur dans la marche de la maladie tendrait à prouver que si elles avaient un genre de vie plus conforme aux lois de l'hygiène, elles ne seraient guère susceptibles de contracter cette affection. Nous avons guéri une foule de ces phthisies par notre traitement électrique, avec une promptitude qui nous a surpris.

LETTRE XXIV.

Existe-t-il des maladies vermineuses?

Nous pensons que ces prétendues affections ne sont que des complications, du moins celles qui ont lieu dans le canal digestif dans certaines circonstances. Sur l'influence de modifications morbides, les tissus vivants fournissent les éléments d'organismes vivants, mais d'un degré très-inférieur dans l'échelle animale; nous sommes très-persuadé qu'un germe n'est pas nécessaire pour donner naissance à ces êtres inférieurs qui compliquent les maladies du canal digestif et autres. Il suffit que tous les éléments qui entrent dans leur organisation très-peu composée se trouvent réunis et soumis à l'influence créatrice, qui n'est autre que les puissances positives et négatives, pour arriver à leur complète évolution vitale. Nous croyons donc fermement à la génération spontanée... Nous ne sommes pas éloigné de croire que telle fut dans l'origine la loi de toute création animale sans en excepter l'homme; il nous répugne de penser que jamais le Dieu que nous adorons soit des-cendu au rôle de potier, son essence est trop sublime pour avoir pétri quoi que ce soit du limon de la terre ! Nous le regardons comme le Créateur de toute harmonie, au moyen de lois immuables, dues à sa puissance infinie.

Mais revenons à notre sujet.

Si donc nous constatons la présence d'entozoaires dans le canal digestif d'un individu, nous ne nous contenterons pas d'éliminer ces êtres nuisibles ; mais nous cherchons le genre d'affection morbide qui leur a donné naissance. Une fois le diagnostic établi, nous procédons au rétablissement de l'équilibre. (Voir le Diagnostic électrique.) Au lieu d'avoir recours aux vermifuges, nous nous appliquons à enlever la cause ; *sublatâ causâ, tollitur effectus.* Nous allons rap-porter une observation qui nous paraît une preuve concluante à l'appui de notre manière de voir. Si les entozoaires sont, comme nous en sommes convain-cu, le produit d'une altération morbide, nous avons lieu de penser que cette altération ayant disparu, non-seulement de semblables produits ne pourront prendre naissance dans cette partie de l'organisme, mais encore les entozoaires n'y pourraient trouver leur subsistance, qui était fournie par la même affection ; car la nature nous paraît, dans tous les actes de fécondation, choisir le lieu de la naissance de chaque être là où se trouve les éléments propres à entretenir la vie.

Mais passons à l'observation que nous venons d'annoncer :

Vingt-septième observation.

Mademoiselle Euphrasie***, jeune Arménienne, habitant Constantinople, âgée de 23 ans, éprouve depuis un an environ, de fréquentes et fortes coliques, des douleurs d'estomac ; surtout du côté gauche ; cette douleur est comparée par elle à un sentiment de brûlure ; une fréquente diarrhée la tourmente et la fatigue beaucoup ; elle est d'une maigreur considérable.

Notre diagnostic électrique nous fait constater la présence de tubercules, non ramollis, dans les organes pulmonaires, dans plusieurs régions du canal digestif et dans l'utérus ; nous avons recours à l'électrisation de ces parties. Après environ deux semaines de traitement (application chaque jour), un mieux considérable avait lieu : la douleur d'estomac avait à peine diminué ; quelques jours plus tard un énorme lombric fut rendu par l'anus. A partir de ce moment les douleurs d'estomac diminuèrent considérablement ; deux semaines plus tard, sous l'influence du même traitement, la jeune personne était revenue à un état de santé florissant. Nous regrettons de n'avoir que cette observation à citer ; mais elle nous paraît assez encourageante pour engager nos confrères à nous imiter, lorsqu'ils en auront l'occasion.

Quand nous faisions nos recherches, relatives à

notre classification des maladies, nous nous attendions à trouver des exceptions qui, comme on le dit communément, font passer la règle ; mais heureusement nous n'avons pas eu ce déplaisir, nous n'avons qu'à remercier la Providence d'avoir soumis toutes choses à des lois invariables et immuables.

LETTRE XXV.

Des maladies dites névroses.

Les observations suivantes prouveront que ces affections sont de nature positive, bien qu'il leur manque certains signes que l'on regarde comme essentiels aux inflammations (affections positives de notre nomenclature). Nous avons dit à l'article traitement (2me partie), que les affections électro-positives ou inflammatoires devaient être traitées par le pôle négatif. Il n'existe aucune exception à cette règle. Si donc l'emploi de ce pôle est mis en usage, et que la névrose guérisse plus ou moins promptement, sans que cette application soit douloureuse pour le malade, il est permis de conclure que cette affection est de nature électro-positive, puisque le traitement des inflammations caractérisées par des symptômes plus tranchés est tout à fait le même. Que si, au contraire, on emploie le pôle positif, non-seulement il est insupportable pour le malade, mais il exaspère la maladie ; ce résultat diagnostic simplifie non-seulement le traitement, mais encore la nomenclature nosologique qui, de confuse, erronée, indéchiffrable, devient claire pour la médecine, salutaire pour le malade, qui ne sera plus victime d'expériences incertaines, souvent nuisibles.

Hystérie.

Vingt-huitième observation.

Vers le commencement de janvier 1861, nous fûmes appelé chez une demoiselle Arménienne, âgée de 18 ans, demeurant rue Jani-Capou (Constantinople), d'une excellente constitution, d'un tempérament nerveux très-prononcé ; elle a conservé l'embonpoint de la santé, pourtant le teint est légèrement altéré ; les règles paraissent tous les mois. A la suite d'une vive frayeur, il y a environ huit mois, elle fut atteinte de convulsions générales qui ont persisté jusqu'à ce moment, n'ayant que de très-courtes intermittences. État actuel : A notre entrée dans la chambre, elle poussait des cris à effrayer les personnes présentes ; ses membres étaient agités de vioénts mouvements convulsifs, elle se roulait sur le parquet, se frappait la tête et les membres contre les murs et les meubles ; la respiration était suffocante, elle n'avait pu prendre d'aliments depuis plusieurs jours ; elle éprouvait un tel sentiment de strangulation qu'elle ne pouvait plus avaler même des liquides, elle éprouvait de vives douleurs dans les bras et dans les jambes, et dans plusieurs autres régions. Ces douleurs changeaient souvent de place, aussi les médecins croyaient-ils avoir affaire à une affection rhumatismale ; en conséquence ils l'avaient criblée de vésicatoires, mais sans succès. Nous passerons sous silence les autres symptômes, certain que nous sommes que ces détails suffisent pour faire reconnaître une affection hystérique ; nous réserverons l'espace pour les détails concernant le traitement, parce que nous le croyons du plus grand intérêt.

Le traitement électrique fut commencé ce jour-là même. Nous procédâmes comme pour le rhumatisme, c'est-à-dire que l'électro-positif fut placé sur les ganglions inférieurs du cou, et le négatif sur les muscles des membres et du tronc, et particulièrement sur les parties où siégeaient les douleurs ; mais la malade ne put endurer l'approche des électrodes, surtout le positif ; si nous eussions continué, elle serait devenue furieuse. Nous eûmes recours à l'opération suivante, méthode qui nous avait déjà réussi à New-York, chez des hystériques, que nous nommerons sensitives. Cette méthode consiste à n'appliquer qu'un des électrodes sur le malade : le négatif sur le mal, et l'autre, le positif, plus ou moins éloigné du corps. Dans le cas présent il fut mis à environ un mètre ; dans ces cas l'air sert de conducteur. C'est de cette manière que nous avions réussi chez nos autres sensitives ; mais pour celle-ci il nous a fallu tenir l'électrode négatif à environ quatre centimètres de la partie malade ; les contractions des muscles actionnés furent très-prononcées. Nous fîmes contracter tour à tour tous les muscles des régions malades ; l'opération dura une demi-heure. Si les douleurs ne furent pas diminuées, elles ne furent pas augmentées. Le lendemain, il nous fut répondu qu'il n'y avait aucun changement. Cependant une dame présente fut entendue par notre interprète, chuchotant : « elle a pourtant un peu dormi, elle a même pu boire un peu. » A l'ordinaire elle n'avalait que quelques gouttes avec suffocation ; ce qu'elle avait bu ce jour-là, c'était environ un quart de verre de limonade de Roger, que nous avions prescrite, à cause de la constipation qui existait depuis le commencement de sa maladie.

Nous électrisâmes comme la veille ; même phénomène. Le jour suivant, on nous annonça qu'elle avait dormi plusieurs heures ; elle avait mangé et bu avec plus de facilité. Le quatrième jour, elle avait bu et mangé sans inconvénient ; le cinquième jour, même résultat ; en outre, presque plus de convulsions : dans la journée seulement, après un peu d'agitation dans la matinée, elle avait pleuré. Deux opérations eurent lieu encore chez la malade ; elles produisirent encore du mieux. Parfois il revenait quelques douleurs dans les membres. A partir de cette époque, nous fîmes venir la malade chez nous ; de ce moment il n'y eut plus de convulsion, quelquefois un peu d'agitation. Mais nous croyons qu'elle fut causée par l'absence de l'opération ; en effet, la malade resta cinq jours sans revenir, se croyant guérie : c'était précisément l'époque des règles.

Elle revint donc tous les deux jours, pendant environ deux semaines ; mais alors il fut impossible de l'électriser comme précédemment, elle ne sentait rien du tout.

Nous essayâmes de revenir à la méthode ordinaire pour l'électrisation des muscles ; ce fut en vain, elle ne put supporter l'approche du pôle positif, il la brûlait.

Nous eûmes alors recours à la méthode électro-magnétique de la manière suivante.

Nous prîmes dans la main gauche l'électrode positif et de l'autre main le négatif ; nous plaçâmes l'extrémité de nos doigts de la main droite sur les parties malades ; nous réussîmes à faire sentir le courant électrique ; puis après environ un quart d'heure d'électrisation de cette manière, nous abandonnâmes le réophore positif et le plaçâmes à environ un mètre de la malade ; nous prîmes le négatif d'une main pour le promener sur les parties malades. Depuis ce temps, la jeune personne n'a presque plus rien ressenti de sa maladie. Pendant deux semaines encore elle est venue se faire électriser, plus dans la crainte du retour de sa maladie que pour le mal présent.

Nous avons oublié de noter qu'il lui était resté un peu de faiblesse dans le bras et la jambe gauches. La méthode d'électrisation précédente, diminuant lentement cette faiblesse, nous eûmes recours à la méthode ordinaire pour l'électrisation des muscles. Le succès fut complet; le pôle positif a été supporté comme par tous les autres malades non sensitifs.

On a dû voir par ce qui précède que cette maladie était un type d'affection positive, bien que nous ayons trouvé des lésions musculaires et autres; elles ne sont que secondaires, engendrées par un état électro-positif longtemps prolongé.

LETTRE XXVI.

Vingt-neuvième observation.

Madame Victor, née à Rouen (France), habite New-York depuis une dizaine d'années; elle est âgée de quarante ans, d'une constitution robuste, d'un tempérament nerveux très-prononcé. Nous fûmes appelé à lui donner des soins dans les premiers jours d'avril 1858. Elle accuse une souffrance générale et de vives douleurs à la partie supérieure de la tête; dans les membres supérieurs et inférieurs, dans les côtés, elle éprouve parfois des palpitations qui, d'après son expression, lui coupent la respiration. Elle est au lit en ce moment, car elle prétend que ses jambes ne pourraient la porter; le pouls est normal, l'embonpoint celui d'une santé florissante; elle attribue son mal à l'humidité d'une maison qu'elle a habitée pendant deux ans. Elle nous décrit assez bien les accidents qu'elle éprouve souvent pour nous faire reconnaître une affection épileptico-hystérique ; en effet, quand elle éprouve de petites attaques, elle ne perd pas connaissance, se souvient parfaitement de ce qui lui est arrivé pendant l'accès et de ce qu'on a dit autour d'elle. Il n'en est plus de même des grandes attaques. Elle perd connaissance et ne se doute pas que ces grandes attaques aient eu lieu. Elle n'aurait pas été capable de nous faire part de ce renseignement important si son mari, qui en est presque toujours témoin, ne nous en eût instruit. Ces grandes attaques ont lieu ordinairement à l'époque des règles, dont l'émission est régulière, mais difficile. Cette affection date de cinq ans environ, elle est en traitement depuis cette époque. Son mari nous dit que les plus habiles médecins n'ont procuré aucun soulagement ; il ajoute même que depuis environ un an la raison de sa femme s'affaiblit et que souvent il la regarde comme folle ; lorsqu'on la traitait avec des plaques galvaniques, elle éprouvait un peu de mieux : c'est ce qui me donna l'idée de vous faire appeler.

Nous commençâmes le traitement électrique immédiatement. La malade supporta très-bien l'opération ; il n'y eut point d'accès épileptique ni hystérique de provoqué ; elle sentit de la diminution dans ses souffrances, dormit plus longtemps qu'à l'ordinaire, et son sommeil ne fut pas troublé. Pendant sept jonrs consécutifs, la même opération eut lieu pendant vingt-cinq ou trente minutes ; dans cet espace de temps, il n'y eut aucune attaque. Au bout de quinze jours les douleurs avaient entièrement disparu. Le traitement fut suspendu à ce moment, pour être repris, s'il arrivait quelque chose d'anormal. Environ quinze jours plus tard, à l'époque des règles, elle éprouva une malaise, qui ressemblait d'après elle, à un commencement d'attaque, mais là se bornèrent les phénomènes morbides. Il est bon de noter que deux électrisations furent pratiquées. Nous croyons qu'il est utile d'ajouter qu'après la guérison qui eut lieu rapidement, comme on a pu le remarquer, cette dame jouit d'une santé parfaite, pendant environ une année. Dans le courant de juin, pendant un violent orage, elle éprouva de nouveau ce qu'elle appelait des commencements d'attaque qui, disait-elle, l'inquiétaient beaucoup. Elle ne fit part de son malaise à personne, pendant cinq ou six jours; mais, voyant qu'il persistait sans avancer ni reculer, elle nous fit appeler. Deux électrisations en six jours pendant une quinzaine de minutes chaque fois; à partir de ce moment, tout rentra dans l'ordre. Depuis cette époque, sa santé n'a cessé d'être florissante; ni le froid, ni le chaud, ni les émotions ne l'ont altérée jusqu'ici, bien que trois années se soient écoulées depuis.

Trentième observation.

M. V...., âgé de trente ans, Arménien demeurant à Constantinople, vint nous consulter dans les premiers jours de janvier 1860. Il paraît jouir d'une très-bonne santé, d'une constitution robuste, d'un tempérament lymphatico-sanguin; ses traits expriment un peu d'hébétement; cependant il répond assez clairement à nos interrogations. Un de ses amis le dispense de nous raconter les détails de sa maladie, ce qu'il lui eût été difficile, sinon impossible, de faire lui-même, car il garde le silence aussitôt qu'on cesse de le questionner. Cet ami nous apprend qu'il y a, la plupart du temps, de l'incohérence dans ses idées, qu'il est sujet à de fréquentes attaques. L'augmentation de la maladie ne peut s'expliquer par les tribulations de la vie, car il est fils d'un des plus riches banquiers de Constantinople. Cette circonstance l'a dispensé, pendant tout le cours de sa vie, des soucis qu'occasionne plus ou moins le besoin de pourvoir aux nécessités de la vie. Nous le soumîmes immédiatement à un traitement électrique, l'opération dura environ trente minutes. Il la supporta très-bien; elle ne provoqua pas d'attaque, ce qui est très-rare la première fois. Il revint le lendemain, à peu près à la même heure: aucune attaque n'avait eu lieu; il est bon de noter qu'il en avait ordinairement, depuis plusieurs mois, deux, quelquefois trois par vingt-quatre heures. Même opération avec le même résultat. Son ami nous informa qu'on avait remarqué quelque amélioration dans ses idées ; on avait même constaté un peu de gaieté, chose tout à fait extraordinaire. Nous l'électrisâmes un mois ; le traitement fut suspendu. Dès ce moment il n'y eut pas de récidive pendant trois mois. A cette époque il partit pour un long voyage.

Trente-et-unième observation.

Le jeune B....., âgé de 19 ans, né en Suisse, habite New-York depuis dix ans environ. D'une constitution robuste, d'un tempérament lymphatico-sanguin, il paraît jouir d'une brillante santé, il ne se rappelle pas avoir fait de maladies ; il n'est pas sujet à la moindre indisposition.

Il vint nous consulter le 3 juillet 1858, il avait eu un fort accès d'épilepsie dans la journée. Il nous raconta que depuis plusieurs années il est sujet à cette maladie ; mais les attaques étaient fort rares, environ trois ou quatre fois par an. Dans le courant de cette année, les attaques sont devenues plus fréquentes, plusieurs par semaine. Son frère, qui a été souvent témoin de ses attaques, nous a décrit les symptômes de manière à ne pas douter du genre de l'affection dont ce jeune homme était atteint. Nous commençâmes ce jour-là l'application électrique, d'après notre méthode. Cinq minutes s'étaient à peine écoulées qu'il s'écria : « Vous allez me donner mon attaque. » Nous lui répondîmes de n'avoir aucune crainte, attendu que c'était ainsi que les choses se passaient dans les cas où la guérison devait avoir lieu ; contre notre attente l'attaque n'eut pas lieu. L'opération dura environ 15 minutes. A partir de cette époque, il fut électrisé tous les deux jours, et chaque fois il éprouva le même phénomène, c'est-à-dire un commencement d'attaque. Après sept électrisations, le traitement fut suspendu ; nous l'engageâmes à revenir nous voir, s'il éprouvait la moindre chose qui eût rapport à son affection. Deux mois plus tard, il revint et.nous dit qu'il avait eu une attaque legère sans perte de connaissance. Il subit le même traitement (quatre applications en huit jours). Il éprouva chaque fois un commencement d'attaque, comme précédemment, excepté à la dernière qui ne lui fit rien éprouver. Cette dernière circonstance nous fit regretter de n'avoir pas continué le premier traitement, jusqu'à ce qu'il n'éprouvât plus le même phénomène. Nous avons vu de temps en temps ce jeune homme, et la dernière fois que nous le rencontrâmes il y avait environ dix-huit mois qu'il avait été traité : il nous affirma qu'il n'avait jamais rien ressenti.

Nous croyons devoir noter que la cause de la maladie était due à une frayeur ; cependant un des frères avait été atteint de cette même affection.

LETTRE XXVII.

Trente-deuxième observation.

La dame G..., née en Suisse, âgée d'environ 35 ans, habite New-York depuis sept ou huit ans; elle éprouve des attaques d'épilepsie. Elle vint nous consulter dans les premiers jours de février 1855, et nous fit part de son désir d'être électrisée. Nous consentîmes à condition qu'elle reviendrait le lendemain accompagnée de parents ou amis, car nous nous attendions à provoquer une violente attaque; elle revint accompagnée de son mari.

État actuel : constitution très-détériorée, tempérament lymphatico-nerveux. Elle se plaint beaucoup de souffrir de l'estomac, d'avoir perdu depuis longtemps l'appétit, d'être presque entièrement privée de sommeil; elle exprime un grand dégoût de la vie; son intelligence ne paraît pas altérée, bien qu'elle éprouve vers l'époque de ses règles plusieurs accès par jour. Elle fut soumise à l'application électrique sans la prévenir qu'une attaque serait probablement provoquée; comme elle était très-impressionnable, nous la priâmes de ne rien craindre puisque des personnes qu'elle connaissait avaient subi le même traitement sans douleur ni gêne. Après huit ou dix minutes d'électrisation, elle poussa un cri caractéristique et éprouva une violente attaque qui dura environ dix minutes; deux autres attaques eurent lieu à quelques minutes d'intervalle de la première; enfin elle s'en alla après avoir éprouvé le sommeil et la respiration stertoreuse si communs après les attaques.

Il fut convenu qu'elle reviendrait le lendemain; nous n'en entendîmes plus parler. Ce n'est que cinq ans environ après, dans le mois de mars 1860, qu'elle nous fit appeler chez elle pour lui donner des soins. Elle nous demanda si nous la reconnaissions; voyant que nous cherchions dans nos souvenirs, elle nous dit qui elle était. Il nous eût été impossible de la reconnaître, attendu que ce n'était plus la même personne presque étique que nous avions électrisée il y avait cinq ans; elle avait repris un embonpoint dont nous ne l'aurions pas crue susceptible. Elle nous informa qu'elle n'avait jamais ressenti d'attaque depuis notre opération. La promptitude de cette guérison est unique; car les épileptiques que nous avons traités n'ont guéri qu'après plusieurs électrisations, de cinq à dix environ et quelquefois plus.

Cette malade ne peut nous donner de renseignements suffisants relativement à la cause de sa maladie. Le mauvais état de sa constitution nous avait porté à penser que l'affection était symptomatique; mais la disparition rapide de la maladie et la promptitude du rétablissement nous permet d'être aujourd'hui d'un autre avis. C'était en effet un cas d'épilepsie idiopathique. Tous les désordres que nous avons observés étaient évidemment nés sous l'influence de l'épilepsie.

Nous avons cru devoir faire cette remarque parce qu'à notre avis elle a une grande importance relativement au pronostic. En effet, nous avons vu les épilepsies idiopathiques guérir facilement et dans presque tous les cas, tandis que les symptomatiques ne cèdent qu'après un long traitement et souvent ne sont qu'améliorées ; d'autres fois elles ne subissent aucune modification avantageuse.

LETTRE XXVIII.

Trente-troisième observation.

Une dame de 30 ans nous consulta pour des douleurs qu'elle éprouvait dans les épaules et aux reins. Tout d'abord nous crûmes qu'elle était atteinte de névralgies rhumatismales ; mais après un examen minutieux nous reconnûmes que l'affection était hystérique. Le tempérament est nerveux, les yeux brillants ; les mouvements vifs nous firent fortement présumer quel était le genre d'affection ; mais toute espèce de doute fut levé au moyen de notre diagnostic électrique. Le pôle positif fut appliqué sur les ganglions lombaires qui correspondent à l'utérus, et l'autre pôle sur le bas-ventre. Quand la malade vint le lendemain, elle était moins inquiète, elle sentait déjà moins de douleurs. Les électrisations qui suivirent n'eurent lieu que de deux jours l'un pendant la première semaine, puis deux fois par semaine ; enfin la guérison était entière en un mois.

Cette observation nous offre un cas bien moins grave que celui de la précédente. Cependant le moral de la patiente de la première observation n'a pas subi une profonde altération ; elle est assez triste, mais elle n'est pas découragée, tandis que la dernière croit sa mort prochaine.

Trente-quatrième observation.

Une dame de 38 ans, d'un tempérament lymphatico-nerveux, d'une constitution assez forte, sans être robuste, vint nous consulter au mois de septembre 1866. État actuel : douleur sciatique à gauche, maux de reins, s'irradiant jusqu'au bas-ventre. La malade semble sentir sa tête se détacher du tronc ; elle est très-incommodée par des bourdonnements d'oreilles ; la vive lumière est mal supportée par les yeux ; la tête éprouve un sentiment de serrement dans toute l'étendue du cuir chevelu. La marche est très-difficile ; de temps en temps la malade est obligée de rester au lit à cause de la douleur sciatique qui lui paralyse le membre inférieur gauche pendant des semaines. Le traitement électrique fut commencé et continué tous les jours. Les endroits douloureux furent électrisés. Après une huitaine de jours une grande amélioration avait lieu, les douleurs de la tête avaient diminué dans la même proportion : c'est alors que nous songeâmes à électriser la matrice, parce que nous savions que l'hystérie est toujours due à une affection quelconque de cet organe. A partir de ce moment, l'amélioration se fit sentir à la tête comme ailleurs ; en trois semaines, la malade était presque guérie. A cette époque elle fut obligée de faire un assez long voyage, pendant lequel elle éprouva de grandes contrariétés. A son retour, qui eut lieu un un mois après qu'elle eut cessé le traitement, une récidive complète s'était déclarée.

Le traitement fut repris et continué pendant un mois, au bout duquel tout était rentré dans l'ordre. Cette récidive aurait cédé plus promptement, si des fleurs blanches abondantes n'étaient survenues sous l'influence des émotions vives pendant le voyage.

Plusieurs médecins avaient cru la femme D..... atteinte de névralgies rhumatismales, probablement parce qu'elle n'avait jamais eu d'attaques de nerfs. Si on eût continué de diriger le traitement comme pour une affection de ce genre, ce qu'on avait fait longtemps, la malade aurait été indéfiniment tourmentée. C'est dans des cas pareils que notre diagnostic électrique prouve sa supériorité.

LETTRE XXIX.

Trente-cinquième observation.

Une dame de trente ans vint nous consulter au mois d'octobre 1867. Elle est atteinte d'une hémiplégie du côté gauche qu'on a regardée comme causée par une hémorragie cérébrale. Après un sérieux examen, nous fûmes portés à en douter ; en effet, l'état nerveux très-developpé est porté jusqu'à des convulsions fréquentes qui dénotent une affection hystérique. État actuel : tempérament nerveux ; la constitution paraît bonne et n'est pas trop détériorée par cette longue maladie de cinq ans ; les fonctions digestives s'accomplissent passablement ; la marche est difficile, mais possible, en s'appuyant sur un bras étranger. Le bras et la jambe font éprouver parfois des douleurs assez vives ; à la tête elle en éprouve d'insupportables qu'elle compare à du feu qui se promène dans le cuir chevelu. Le bras n'a pas éprouvé de changement, il est tout semblable à l'autre ; mais l'avant-bras, surtout au poignet, est très-amaigri ; les doigts participent de cette maigreur, toutes ces parties sont froides et se réchauffent au lit seulement. La patiente n'éprouve aucune douleur dans le bas-ventre ; mais elle a des fleurs blanches assez abondantes ; elle n'est pas réglée tous les mois ; elle a parfois des pertes qui lui causent une grande faiblesse pendant un certain temps.

Les douleurs et les convulsions furent promptement apaisées par notre traitement. En deux mois, cette maladie de cinq ans avait presque disparu, mais la main n'avait pas changé d'état. Connaissant la nature de la maladie, il nous parut important de continuer le traitement, nous bornant au bras malade. La malade, encouragée par la guérison de ses autres maux, nous assura qu'elle n'abandonnerait le traitement que lorsqu'elle serait guérie ou que nous jugerions la chose impossible. Les opérations furent continuées pendant deux nouveaux mois, époque à laquelle la guérison était complète. Nous avons oublié de dire que tous les désordres que nous avons décrit dans le cas présent étaient nés sous l'influence d'une fausse-couche.

LETTRE XXX.

OBSERVATIONS RECUÉILLIES A PARIS DE 1862 A 1869.

J'aurais sans doute, mon cher ami, pu me dispenser de publier ces observations, ayant cité suffisamment de cas intéressants recueillis en Amérique et en Orient; mais j'ai jugé à propos de ne pas omettre les observations qui m'ont paru les plus intéressantes, afin qu'on puisse les comparer entre elles.

De cette manière, on verra l'influence des climats

sur les mêmes maladies dans des contrées si éloignées les unes des autres et d'une température si
différente.

Ce n'est pas par intérêt de curiosité, mais pour
faire connaître la moyenne de la durée des maladies
dans chacune de ces régions, et établir le pronostic
d'une manière plus précise. Les malades ne man-
queront pas de s'informer de la durée du traitement
dans beaucoup de cas; on peut satisfaire à leur
désir, à quelques jours près, dans les maladies ai-
gües, par exemple.

Pour l'histoire de ces nouvelles observations,
nous suivrons l'ordre adopté pour les précédentes,
c'est-à-dire nous grouperons les affections de même
nature.

Nous commencerons par le rhumatisme, comme
étant une des affections les plus importantes, attendu qu'elle engendre souvent d'autres maladies; elle
nous a paru un véritable protée.

L'observation suivante prouvera la nature proté-
rique du rhumatisme.

Trente-sixième observation.

M. A***, négociant à Paris, vint nous consulter
dans le courant d'octobre 1864; il nous dit qu'il
était malade depuis trois ans. Il est âgé de 40 ans,
d'une constitution robuste et d'un tempérament
nervoso-sanguin. Ce que nous remarquâmes d'abord,

ce fut sa marche incertaine, sa tenue mal assurée, bien qu'il eût le teint rosé de la santé. Il nous fit remarquer qu'avant de tomber malade, son ventre était devenu très-gros et était resté tel depuis. Nous lui demandâmes s'il avait eu des douleurs rhumatismales, sa réponse fut affimative. Il nous fit remarquer que ses douleurs avaient été très-vagues et ne l'avaient pas empêché de vaquer à ses affaires; il était loin de se douter que sa maladie fût de nature rhumatismale, attendu que les médecins prétendaient qu'il était atteint d'une méningite, qui, d'aiguë qu'elle était au commencement, avait passé à l'état chronique.

Ce diagnostic nous parut très-douteux; comme notre diagnostic électrique est très-précis, nous le mîmes immédiatement en usage. État actuel : rougeur cuisante au front, souffle dans les oreilles que le malade compare à un jet de vapeur; le souffle se fait sentir à l'occiput et à la partie supérieure du cou, le rhumatisme n'avait affecté que le cuir chevelu; mais peu à peu il avait pénétré jusqu'à la membrane séreuse cérébrale. La maladie qui n'était d'abord que de la gêne, s'aggrava; de là, des douleurs insupportables et des signes de méningite, mais d'une méningite rhumatismale. Les opérations électriques furent commencées.

Le pôle positif fut placé sur les deux premiers ganglions cervicaux et le négatif fut promené sur toute l'étendue de la tête, du front et dans les oreilles, afin de nous assurer du siége du mal. La partie postérieure et inférieure de la tête éprouva l'influence électrique, de manière à nous assurer du siége du mal. La partie postérieure et inférieure de la tête éprouva l'influence électrique, de manière à nous assurer que cette région était le siége principal de l'affection. Le malade nous dit qu'il ressentait dans cette partie, pendant l'opération, une espèce de frissonnement avec un sentiment de fraîcheur agréable. L'opération fut continuée environ un quart d'heure, puis fut pratiquée sur les autres parties qui avaient été trouvées malades. Environ une demi-heure fut employée. Notre diagnostic fut : rhumatisme affectant le front et toute l'étendue du cuir chevelu, surtout la partie postérieure et inférieure. L'opération fut répétée tous les jours, à peu près, pendant le même temps. A partir du huitième jour, le malade déclara avec joie qu'il éprouvait un soulagement bien sensible ; qu'enfin il renaissait à l'espérance que lui avait fait perdre l'opinion des médecins qui l'avaient traité avant nous ; il avait appris par des indiscrets, qu'il marchait au tombeau, dont il était éloigné de quelques mois.

Le traitement dura environ trois mois ; la maladie diminua progressivement. Cependant, sous l'influence du mauvais temps et d'émotions morales, des arrêts dans la marche décroissante du mal et tendance à des récidives eurent lieu. Après environ six semaines de traitement, le malade éprouva une vive contrariété qui causa une perturbation générale ; des signes de méningite eurent lieu. Le malade prit le lit, en cinq jours tout rentra dans l'ordre ; nous étions arrivé au même point qu'avant cette attaque.

Nous devons noter que nos opérations eurent lieu trois fois par jour, environ quinze minutes chaque fois.

A partir de la fin de cette crise, nous marchâmes de succès en succès. Dans les dernières semaines, des intervalles de plusieurs jours eurent lieu entre les applications électriques. Nous rédigeons cette observation en mars 1869 ; dans cette espace de plus de quatre ans, il n'est plus rien survenu, la santé est parfaite.

LETTRE XXXI.

Trente-septième observation.

Le cas suivant fournira une preuve encore plus convaincante que le rhumatisme a la fatale puissance d'être la source de beaucoup de maladies et d'être un véritable protée.

Nous fûmes appelés chez un malade dans les premiers jours de janvier 1868.

Un Monsieur que nous avions guéri d'une maladie qui l'avait tourmenté bien des années, vint lui-même nous engager à traiter ce malade et nous fit la recommandation d'entreprendre le traitement et de le continuer au moins quelques semaines, espérant, ajoutait-il, que si nous ne pouvions le guérir, nous adoucirions ses douleurs qui étaient insupportables. Les médecins de grande réputation, qui lui avaient donné des soins, ne lui faisaient plus subir de traitement; ils se contentaient de lui donner des calmants qui ne calmaient rien, car les douleurs s'aggravaient de jour en jour. Ils étaient tous d'accord sur la nature du mal : c'était une affection de la moelle épinière. Quand nous fûmes en face du patient, nous éprouvâmes une impression pénible à la vue d'un homme de 40 ans, ne pouvant faire un mouvement sans pousser des cris de douleur.

État actuel : tempérament lymphatico-nerveux, constitution chétive, cheveux blancs, la partie supérieure de la tête complétement chauve, la peau de la figure ressemblant à de la cire, cette même couleur se voit sur toute l'étendue du corps; les yeux sont clairs et vifs, les membres inférieurs sont émaciés, mais pas paralysés; l'abdomen est très-douloureux, surtout à gauche. Cette douleur se fait sentir depuis l'aine jusqu'au-dessus de la région rénale, elle se fait vivement sentir tout le long de la colonne vertébrale jusqu'au point que nous venons d'indiquer. L'estomac n'est point douloureux, il a toujours digéré un peu d'aliments, il n'y a jamais d'indigestion; une constipation opiniâtre existe depuis des années; les garde-robes n'ont lieu que par des moyens artificiels; les urines sont involontaires et contiennent beaucoup d'acide urique cristallisé et de matière couleur de lait; soumise à l'ébullition dans une cuiller d'argent, elle fournit une assez grande quantité d'albumine.

Notre diagnostic fut : rhumatisme chronique des muscles, de l'abdomen, de la vessie, surtout du côté gauche et dans le rognon du même côté. Ayant appliqué le pôle négatif sur la région rénale gauche et le positif sur la région vésicale; le malade sentit un doux frémissement dans la partie où était appliqué le pôle négatif et rien sous le pôle positif, ce qui dénotait une inflammation du rognon gauche. L'opération dura un quart d'heure, puis, portant le pôle positif sur les derniers ganglions du cou (excepté sur la huitième paire) et le pôle négatif sur les douleurs du ventre et sur les muscles épineux de la région lombaire, des frissonnements se firent sentir comme sur le rognon; un quart d'heure fut employé pour cette nouvelle opération. Le malade fut enchanté d'éprouver les sensations que nous lui avions annoncées d'avance. Pour bien nous assurer que la partie droite du ventre et le rognon de ce côté n'étaient pas atteints, nous répétâmes l'opération de la même manière que sur l'autre côté. Un courant de la même force ne se fit point sentir, mais en augmentant la force, des picotements et un sentiment de brûlure insupportables eurent lieu.

Dès ce moment nous avions conquis toute la confiance du malade, mais nous étions bien éloignés de croire triompher d'un pareil mal. Selon l'habitude des malades qui ont souffert longtemps, la question : pourrez-vous me guérir? vint nous embarrasser ; car nous ne sommes pas à l'aise quand nous déguisons la vérité même à un malade, quand son intérêt est de l'ignorer. Après une dizaine de séances, il nous fit remarquer que l'amélioration était assez sensible pour espérer un heureux résultat; cette confiance nous engagea à continuer le traitement.

Il y avait environ six semaines que la première opération avait eu lieu avec un progrès continu, quand le malade nous pria de lui permettre l'usage d'une demi-douzaine de bains entiers. Nous lui fîmes remarquer qu'il n'était pas prudent de se baigner en hiver, quand on était aussi faible que lui et atteint de rhumatisme en voie de décroissance ; mais que cette affection était sujette à récidive quand elle n'était pas entièrement éteinte. « Mais, reprit-il, il sera toujours temps de nous arrêter, si nous voyons la moindre trace de récidive. » Enfin, il fut convenu qu'il ferait usage de bains alcalins. Les trois premiers bains ne produisirent ni effets nuisibles, ni utiles; mais au quatrième, les anciennes douleurs étaient revenues, elles étaient violentes. De nouvelles s'étaient déclarées dans d'autres parties. L'état aigu avait reparu, la fièvre était considérable. Il fallut recommencer comme précédemment; mais huit jours suffirent pour amener une amélioration considérable; la guérison n'eut lieu qu'à la fin de mai. A cette époque il pouvait vaquer à ses affaires et marcher pendant trois ou quatre heures en se reposant de temps en temps.

Il était donc délivré de son mal; mais il est d'un si pauvre tempérament, que nous tremblions de voir arriver une récidive. On a pu remarquer qu'un rhumatisme siégeant dans un certain nombre de muscles de la vie de relation, avait envahi un rognon et une partie de la vessie.

LETTRE XXXII.

Trente-huitième observation.

Voici une autre observation de rhumatisme chronique auquel on a donné le nom de sciatique. Ici il n'y a pas seulement sciatique, mais un lumbago.

M. Loth est un homme vigoureux, d'un tempérament sanguin, âgé de 40 ans; il marche très-difficilement, à l'aide d'une canne. L'affection est à la cuisse et à la jambe gauche, la maladie remonte à plus d'une année. Il nous fit voir un très-gros calcul qui n'avait pu être extrait que par l'opération de la taille. Nous ne fûmes pas étonné de rencontrer un calcul chez une personne atteinte de rhumatismes; d'après nos observations, nous croyons que de la gravelle aux calculs il n'y a qu'un pas. Il nous fit connaître ses occupations.

Ayant cessé le commerce qui l'avait enrichi, il passait la plupart de son temps à pêcher à la ligne. Bien souvent il descendait dans l'eau jusqu'aux genoux; il ne s'inquiétait pas des graves conséquences que peut entraîner l'imprudence de se mettre dans l'eau quand on est en transpiration. Ces renseignements obtenus, il fut soumis à la première électrisation qui dura une demi-heure. Elle fut renouvelée tous les jours. A la huitième environ, le malade se trouvait soulagé; il dormait un peu, tandis qu'auparavant il était obligé de marcher dans ses appartements. Une douzaine d'électrisations à la cuisse, à la jambe et aux lombes produisirent une amélioration voisine de la guérison. Le sommeil n'était plus interrompu, il pouvait marcher sans canne, sans boiter. Au bout de la semaine, il ne pensait plus à son mal qui l'avait torturé si longtemps. Il y a quatre ans que le traitement a eu lieu, et aucune récidive n'a paru.

Comme la sciatique est une maladie grave et très-commune qui jusqu'ici a fait le désespoir de la médecine, nous croyons devoir citer encore quelques observations sur cette affection, afin de prouver qu'elle cède à notre traitement souvent assez promptement, quand elle est d'une date récente; mais si elle est très-ancienne, la durée du traitement est souvent d'un ou plusieurs mois. Mais, malgré la lenteur de la guérison, elle a toujours ou à peu près lieu. Dans les cas de ce genre, une amélioration sensible se fait sentir dans les dix premiers jours, ce qui encourage les malades à la patience.

Trente-neuvième observation.

Voici une observation d'une sciatique qui, comme la précédente, tourmente le malade le jour et la nuit; il ne peut rester dans son lit; l'affection n'a guère qu'une année de date. Le sujet de cette observation est un négociant, M. Goulle, demeurant rue Taranne; il est âgé de 35 ans, d'une forte constitution, d'un tempérament sanguin.

A la fin de la première semaine de traitement, un mieux sensible a eu lieu. La dix-septième opération mit fin à la maladie.

Il y a eu un an au mois de janvier 1869 que cette guérison a été complète; depuis ce temps, point de récidive.

Ici la promptitude de la guérison est en rapport avec le tempérament du sujet et de la durée de l'affection, avant le traitement.

Les deux observations qui vont suivre, sont aussi l'histoire de deux sciatiques, qui remontent à plus de vingt ans.

Quarantième observation.

L'un des sujets atteint de cette affection est un M. Griffe, négociant en vins en gros, à Bercy : c'est

un homme de 40 ans, d'une constitution robuste,
d'un tempérament sanguin. Après avoir souffert
pendant plus de vingt ans avec des intermittences qui
lui permettaient de vaquer à ses affaires, il était rarement obligé de garder un repos complet jusqu'au
moment de notre première visite, qui eut lieu vers
la fin de janvier 1864. A cette époque il était dans
son lit, ne pouvant faire un mouvement sans éprouver des douleurs insupportables. La première opération eut lieu immédiatement sur la partie malade,
qui était la cuisse et la jambe gauches. Ce que nous
n'avions jamais rencontré chez les malades atteints
de rhumatismes chroniques, c'est que le malade
put se lever et marcher, se croyant guéri, après la
première opération.

Le lendemain, une nouvelle crise, semblable à
celle que nous avions vue la veille, eut lieu vers le
point du jour; elle continuait quand, vers trois
heures de l'après-midi, une nouvelle application diminua les souffrances, sans les faire disparaître complétement, comme la veille. Pendant environ six semaines que dura le traitement, la maladie diminua
graduellement. Dès le huitième jour, il put se promener dans ses appartements; ce qui le gêna le
plus, ce fut de se mouvoir dans son lit. Cet inconvénient cessa à la vingtième électrisation. A chaque
opération nous pûmes noter une diminution du mal;
ainsi la marche vers la guérison en fut graduelle,
sans aucun jour d'arrêt.

Quarante-et-unième observation.

Pendant que nous donnions nos soins à M. G...,
un de ses amis, M. R..., constructeur de maisons,
apprit que son ami était presque guéri de sa sciatique ; il nous fit demander pour lui donner des
soins. Nous fûmes surpris de rencontrer une maladie
entièrement semblable à celle de l'observation précédente ; on aurait dit qu'elle avait pris naissance
dans le même moule. Elle datait d'environ vingt
ans. M. R... était de même âge que M. G..., aussi
robuste que lui, affecté des mêmes parties. Croyant
être certain du pronostic, nous n'hésitâmes point à
affirmer au malade qu'il serait guéri comme son
ami, dans un espace de temps semblable. La neuvième électrisation produisit un mieux sensible, qui
augmenta graduellement jusqu'à complète guérison,
qui eut lieu dans le courant de la sixième semaine.
Ni l'un ni l'autre n'ont éprouvé de récidives.

Ces deux observations nous paraissent intéressantes et utiles pour le praticien, d'abord sous le
rapport du pronostic favorable qui sert à encourager le malade, et qui fait honneur au médecin
quand le succès a vérifié ses promesses. Nos premiers malades atteints de sciatique très-ancienne ne
croyaient pas à nos promesses, parce que, disaient-
ils, chaque docteur en avait dit autant, et tout avait
abouti à d'amères déceptions. Mais quand nous

eûmes marché de succès en succès, et que nous fûmes appelés par des personnes qui connaissaient nos guérisons, on écoutait nos paroles avec joie, et toute leur confiance nous était acquise, ce qui n'est pas à dédaigner pour celui qui connaît l'influence du moral sur le physique.

LETTRE XXXIII.

Quarante-deuxième observation.

Voici une nouvelle observation de rhumatisme chronique, compliqué d'une névralgie faciale et d'une maladie du foie. Il y a environ deux ans, nous fûmes consulté par un négociant, qui nous donna les renseignements suivants :

« J'étais sergent en Afrique il y a dix-sept ans ; à cette époque je fus atteint d'une maladie que les médecins avouèrent ne pouvoir reconnaître ; je maigrissais à vue d'œil, sans cesser de prendre de la nourriture, en moindre proportion qu'auparavant. J'eus des idées noires qui firent croire à une nostalgie. Les médecins me conseillèrent de prendre un congé et d'aller dans mon pays natal. Je vins revoir ma famille dans le doux climat du Midi ; mes souffrances diminuèrent un peu, mais je fus loin d'arriver à la guérison. Ayant obtenu un congé définitif, j'essayai de me livrer au commerce. Pendant un certain temps mes douleurs furent tolérables ; mais, depuis quelques années, des douleurs rhumatismales sont survenues et ont rendu ma position intolérable.»

État actuel : M. C... est un homme d'une quarantaine d'années, d'une forte constitution, d'un tempérament bilieux ; une névralgie faciale le tourmente depuis longtemps, mais elle disparaît quelquefois pour se porter au genou droit ; dans ce moment, elle est dans le genou. Depuis plusieurs semaines, la névralgie est absente. Ayant pressé sur les ganglions spinaux, nous reconnûmes une maladie du foie. Toutes nos investigations ne purent nous faire connaître si ces deux affections étaient nées à la même époque. La connaissance de ce fait nous intéressait beaucoup, car nous avons vu le rhumatisme engendrer tant de maladies, que nous fûmes enclins à lui attribuer les désordres existant dans le foie. Nous fîmes remarquer au malade que sa double affection était guérissable ; mais que lorsque le genou serait guéri, la névralgie faciale se ferait de nouveau sentir. Notre pronostic fut bientôt vérifié : le changement de domicile eut assez souvent lieu. L'affection du foie aussi bien que celle du rhumatisme diminuèrent après la première semaine. Une opération électrique eut lieu tous les jours, pendant environ un mois. A cette époque, M. C... ne fut plus soumis que trois fois par semaine à l'électrisation. Quelquefois il passait près d'une semaine sans venir nous voir. Ce peu d'exactitude fit traîner le mal un peu en longueur. Enfin, au bout

12.

de deux mois, il ne ressentait plus rien, ni au foie, ni dans les parties où siégeait le rhumatisme.

Puisque nous venons de parler d'une névralgie compliquée, citons-en une autre du même genre; celle-ci ne ressemble à la précédente que par sa nature ambulante.

Quarante-troisième observation.

Dans les premiers jours de janvier 1867, madame P... fut soumise à notre examen; elle était tourmentée par une violente douleur au bas-ventre; elle lui arrachait des cris comme s'il existait un pénible travail d'enfantement. L'examen de la matrice, dont le volume était normal, ne nous permit pas d'accepter le diagnostic des confrères qui avaient traité la maladie avant nous. Ils prévinrent la famille qu'un mal grave menaçait de se produire, bien qu'il ne fût qu'en voie de formation; enfin, aucun traitement n'avait soulagé la malade. Elle fut questionnée par nous sur sa santé habituelle. « Dans mon enfance, dit-elle, j'ai été très-sujette à la toux; je la conserve toujours, mais elle ne me gêne pas beaucoup. » Elle a 30 ans, par conséquent cette toux doit être produite par un catarrhe chronique, et non par des tubercules. Comme nous avions vu des douleurs utérines plus ou moins violentes provenir de l'utérus affecté de rhumatisme, nous questionnâmes la malade pour découvrir si elle avait eu, dans le cours de sa vie, des rhumatismes dans quelque partie de son corps. Sa réponse ayant été négative, elle reprit : « A moins que ma névralgie de la tête ne soit un rhumatisme ; je crois que les médecins ont prononcé ce nom. — Y a-t-il longtemps que cette névralgie vous a quittée? ajoutâmes-nous. — Il y a six semaines ; quand les douleurs du bas-ventre se firent sentir pour la première fois, je ne sentis plus rien à la tête. » Satisfaits de ces renseignements, nous pratiquâmes la première électrisation, ayant soin de prévenir que, dans quelque temps, le ventre serait guéri, mais que le mal se reporterait à la tête, d'où nous le chasserions promptement. En effet, quinze électrisations amenèrent la guérison, exactement comme nous l'avions prédit.

LETTRE XXXIV.

Quarante-quatrième observation.

Vers le commencement de février 1868, une dame d'une trentaine d'années vint nous consulter, elle éprouvait d'intolérables douleurs dans toute l'étendue de la région frontale et dans l'œil droit, qui était très enflammé. Il nous fut facile de reconnaître une névralgie, qui avait donné naissance à l'inflammation de l'œil ; cet envahissement nous fit penser que cette névralgie était rhumatismale ; les renseignements obtenus de la malade nous convainquirent de la nature de l'affection. En effet, elle se souvint avoir eu des douleurs vagues, qui, sans durer long-temps, lui faisaient éprouver de la gêne; elles devenaient même assez vives par le mauvais temps.

Cette première électrisation fut pratiquée pendant environ une demi-heure. Elle se sentit soulagée et revint le lendemain, elle avait souffert dans la matinée comme auparavant; la deuxième opération lui procura plus d'amélioration que la première; pendant environ une semaine, le mieux qui avait eu lieu immédiatement après l'électrisation, disparaissait presque pendant la nuit.

Après une douzaine d'opérations, la malade quittait notre cabinet disant qu'elle était guérie; mais les jours suivants elle revenait avec des douleurs moins intenses que dans les premiers jours, mais jamais elles ne manquaient. Étonné du peu de durée des améliorations quotidiennes, nous ne pouvions nous rendre compte de ce phénomène, attendu que dans beaucoup d'autres névralgies faciales, nous avions vu que les promptes améliorations étaient suivies de guérisons rapides.

Persuadé qu'il existait une cause de ces récidives de chaque jour, nous fîmes des questions à la malade relativement à sa manière de vivre et à l'hygiène de son habitation. Elle nous apprit qu'elle tenait elle-même sa caisse, que son comptoir était fixé en face la porte d'entrée du magasin, qu'elle sentait constamment des courants frais sur la figure quand on ouvrait la porte, ce qui avait lieu à chaque instant. Dès ce moment nous eûmes le mot de l'énigme ; pour triompher il était indispensable d'éloigner cette cause.

La jeune dame nous déclara l'impossibilité d'abandonner sa caisse à des mains étrangères ; elle continua son traitement environ pendant deux semaines, pendant lesquelles les douleurs diminuèrent un peu. Parfois elles ne se faisaient pas sentir pendant plusieurs jours, elles avaient disparu entièrement quelques jours après ; était-ce la température plus douce que celle des semaines précédentes ? nous ne pourrions le dire, mais elle et nous crûmes avoir triomphé. Environ trois semaines plus tard elle revint encore, se plaignant d'éprouver les mêmes douleurs qu'avant le traitement. Alors il devint de toute nécessité d'exiger d'elle qu'elle renonçât à son comptoir où à notre traitement ; elle le fit disposer pour être à l'abri des courants d'air. Elle reprit son traitement, qui fit disparaître le mal en huit jours.

Cette observation explique la cause de la plupart des récidives des maladies.

L'observation suivante fournira une nouvelle preuve que des malades, placés sous l'influence d'une bonne hygiène, guérissent plus promptement que celles qui se trouvent dans le cas contraire.

Quarante-cinquième observation.

Une dame de 35 ans, d'une forte constitution, se présenta à notre consultation, il y a cinq ans; elle était atteinte d'une névralgie faciale qui la tourmentait depuis plusieurs années, surtout aux époques menstruelles. Après quatre électrisations, elle fut délivrée de ses souffrances, qui n'ont plus reparu depuis. Nos renseignements sur son genre de vie, son habitation, nous firent connaître que tout était favorable. On pourra faire d'utiles remarques relativement au pronostic des rhumatismes aigus dont nous allons faire l'histoire.

Un négociant âgé de 35 ans, d'un tempérament lymphatique, d'une constitution faible, — pourtant il n'avait jamais fait de maladies sérieuses. Notre première visite eut lieu dans les premiers jours d'octobre 1862; il ne pouvait faire un mouvement dans son lit sans éprouver d'affreuses douleurs, il était atteint d'un rhumatisme articulaire et musculaire de presque tout le corps. Les yeux étaient également atteints : ils étaient rouges, larmoyants, douloureux au point qu'il ne pouvait tolérer la lumière. Notre première électrisation fut pratiquée immédiatement pendant une heure à cause de la grande étendue du mal. Le pôle négatif fut porté sur chacune des parties malades, il fut tenu plus longtemps sur les articulations que partout ailleurs; puis, nous eûmes recours à l'électrisation générale (Voir *Électrisation générale*, 2ᵉ partie). Le malade supporta l'opération avec plaisir ; il sentit une espèce de vent frais qui le soulageait ; il n'y eut guère de changement qu'au cinquième jour : pourtant la fièvre avait été moindre, et l'agitation, qui était très-grande la nuit, diminuait notablement ; le sixième jour les symptômes étaient très-favorables ; une transpiration abondante eut lieu. A partir de ce moment, les douleurs et le gonflement inflammatoires diminuèrent, mais la résolution complète n'eut lieu qu'au trentième jour. Nous croyons devoir attribuer cette lenteur au tempérament lymphatique et à la constitution faible du sujet.

LETTRE XXXV.

Quarante-sixième observation.

L'observation suivante démontrera que cette affection est promptement guérie chez un sujet jeune et vigoureux. M. L... nous fit appeler vers le commencement de février 1864. Il est âgée de 28 ans, d'une constitution vigoureuse, d'un tempérament sanguin ; il est atteint d'un rhumatisme articulaire et musculaire des jambes, des bras et d'une partie des muscles du tronc ; la fièvre est considérable et les douleurs siégeant dans les parties affectées sont très-vives ; il y a trois jours qu'il a senti les premières douleurs. Il nous parut facile de triompher promptement, mais le malade nous apprit que depuis quatre ans il avait été attaqué de la même maladie ; les attaques n'avaient pas été aussi graves les unes que les autres, mais chaque année il y avait une grande attaque qui retenait le malade au lit pendant plusieurs mois. Le patient guérissait de manière à se livrer à ses occupations ordinaires, mais il conservait quelque chose de la maladie s'il s'exposait au froid et s'il séjournait dans un endroit humide, et après avoir pris un exercice quelconque qui amenait la transpiration, il était pris d'une petite attaque qui le tenait au lit quelques jours seulement. Ces renseignements nous firent changer d'opinion relativement au pronostic. Nous lui apprîmes qu'il n'obtiendrait la guérison qu'au bout de trois semaines : contrairement à ce que nous avions annoncé, neuf électrisations, en neuf jours, amenèrent la guérison complète. Depuis ce moment il n'a pas éprouvé de récidives. Nous n'avons jamais rencontré une aussi grande promptitude dans les guérisons obtenues pa notre traitement chez les sujets qui avaient déjà été affectés de rhumatismes une ou plusieurs fois.

Il ne faudrait pas s'imaginer que tous les malades n'ayant jamais eu de rhumatismes auparavant soient guéris avec le troisième septenaire ; les circonstances d'âge, de constitution, de tempérament font varier la durée de l'affection.

Nous allons continuer de donner encore plusieurs

observations afin que le lecteur voie par lui-même les faits et juge bien qu'ils sont d'accord avec nos théories.

Un négociant, âgé de 40 ans, d'une constitution robuste, d'un tempérament. sanguin, n'ayant jamais eu de rhumatisme, nous fit appeler au commencement de février 1864 ; il était atteint d'un rhumatisme aigu articulaire et musculaire de presque toutes les articulations et de beaucoup de muscles ; ses douleurs étaient excessives, la fièvre intense. Il y avait déjà quatre jours que le mal avait débuté, une électrisation d'une heure fut pratiquée immédiatement. Le malade sentit une espèce de souffle frais qui le soulageait. Les opérations ayant été continuées tous les jours jusqu'à la guérison, ce ne fut que le cinquième jour qu'une amélioration très-marquée se fit sentir ; à partir de ce moment, le progrès ne s'arrêta qu'à la guérison, qui fut complète le vingtième jour. Les trois septenaires sont nécessaires dans les cas aussi graves. Depuis plus de quatre ans que la guérison a eu lieu, il n'y a pas eu de récidive.

Quarante-septième observation.

Voici un autre cas tout à fait semblable au précédent.

Une dame âgée de 45 ans, d'une très-bonne constitution, d'un tempérament nervoso-sanguin, est atteinte d'un rhumatisme articulaire et musculaire aigu. Nous fûmes appelé pour lui donner des soins les premiers jours de décembre 1867. Un médecin l'avait traitée depuis seulement cinq jours. Cette dame, impatientée de voir sa maladie augmenter au lieu de diminner, fut engagée par une amie qui avait été guérie par nous, à avoir recours à notre traitement. L'application de l'électricité eut lieu à notre première visite; elle dit être pleine de confiance en nous.

Elle ne nota pas ce souffle frais et agréable qu'éprouvent les malades aussi gravement atteints. Les jours suivants, l'opération eut lieu une heure chaque fois; vers le quatrième jour, elle pouvait dormir quelques heures la nuit; chaque jour, nous pûmes noter un peu d'amélioration; mais le neuvième, les douleurs avaient diminué au point que la patiente se croyait guérie. Notre grande habitude de voir ce genre d'affection nous empêcha de regarder les choses aussi favorablement. Notre opinion fut que l'entière solution n'aurait lieu qu'à la fin du troisième septenaire, ce qui fut confirmé; mais nous nous abstînmes d'en faire part à la malade, dont la patience parut nous laisser à désirer. Ses parents seuls connurent notre manière de voir à cet égard, car il est bon que, lorsqu'on est sûr du pronostic, on le fasse savoir à quelqu'un qui puisse en rendre témoignage.

LETTRE XXXVI

Quarante-huitième observation.

L'observation que nous allons mettre sous les yeux de nos lecteurs est d'une gravité qui ne nous permit pas tout d'abord de pronostiquer une heureuse issue. Malgré la gravité du cas, nous jugeâmes qu'une amélioration plus ou moins grande pouvait être amenée par notre traitement; aussi nous fîmes nos dispositions pour la première application.

État actuel : Mme.*** est âgée d'une trentaine d'années, d'un tempérament tellement détérioré, qu'il nous fut impossible de reconnaître à quelle classe il fallait l'attribuer. Une maigreur existe dans toutes les parties du corps, ses traits expriment le décourament le plus profond; ce qui ne nous surprend pas, attendu qu'il y a cinq mois qu'elle est dans son lit, et que, loin d'avoir du soulagement, son état empire de jour en jour. Au début de la maladie, qui est un rhumatisme aigu, presque toutes les articulations et beaucoup de muscles font éprouver de très-vives douleurs; le gonflement des articulations et surtout des deux genoux était considérable. Elle fut traitée par les émissions sanguines qui n'amenèrent aucun soulagement, mais beaucoup de faiblesse, des fleurs blanches abondantes et continues; les règles n'ont pas reparu; les urines sont involontaires, les garde-

robes ne s'effectuent que par des moyens artificiels ;
l'appétit est à peu près nul depuis longtemps : du
bouillon et quelques potages composent sa nourriture.

Au moment de notre première visite, le genou
gauche est seul enflammé et très-douloureux, toute
l'affection rhumatismale y paraît concentrée ; on y
voit un gonflement considérable, une rougeur intense en occupe toute l'étendue ; l'articulation paraît
ankylosée, la flexion de la jambe sur la cuisse forme
un angle d'environ 45 degrés. Ce fut vers le 15 février 1866 qu'eut lieu notre première application
électrique, dont l'action fut bornée au genou malade : une amélioration notable fut évidente vers le
cinquième jour ; la douleur, la rougeur et le gonflement étaient en bonne voie de décroissance, mais là
s'était borné l'effet thérapeutique du fluide électrique ; des progrès vers la guérison purent être ap-
préciés chaque jour, mais le reste de l'organisme
était resté tel qu'au commencement du traitement.
Ce ne fut que le vingtième jour qu'elle reprit son
appétit, eut moins de fleurs blanches, et l'incontinence d'urines avait presque cessé. Dans le courant
de la sixième semaine, l'état général était très-satisfaisant ; il existait encore quelques douleurs dans le
genou, surtout la nuit ; mais, quelques jours plus
tard, la malade marchait sans douleurs dans ses appartements : il fallut faire usage d'une béquille,
car la jambe était ankylosée. Le traitement fut aban-

donné à cette époque. Nous fûmes rappelé huit jours plus tard; la malade avait fait une chute sur les genoux. Cet accident ramena une certaine inflammation dans le genou gauche, qui céda au traitement électrique en moins d'une semaine. Cette guérison est incomplète, il est vrai, puisqu'il reste une ankylose; mais la vie prête à s'éteindre s'est ranimée sous le souffle de ce fluide si puissant. Cette issue si consolante nous engage à tenter ce qui souvent nous paraît impossible. Quand nous ne pouvons guérir, nous adoucissons beaucoup la souffrance.

Nous allons clore nos observations sur le rhumatisme par un cas aussi grave que le précédent. Il n'y avait pas d'ankilose; mais un accident qui menaçait de devenir d'une gravité fatale, car il eût suffi pour abréger la vie et pour causer des angoisses terribles. Nous voulons parler d'une affection du cœur, qu'il n'est pas rare de voir être produite par l'affection rhumatismale. Le sujet de cette observation est la femme d'un célèbre peintre.

Vers le commencement de février 1864, Mme *** fut soumise à notre examen. Elle gardait le lit depuis six mois; elle nous apprit qu'elle avait déjà eu des attaques assez violentes de rhumatisme, mais jamais aussi graves. Dans ses premières attaques, après avoir gardé le lit cinq à six semaines, elle recouvrait plus ou moins la santé.

Quarante-neuvième observation.

État actuel : Mme *** est âgée de 40 ans, d'une constitution primitivement très-bonne, d'un tempérament bilioso-nerveux; elle est très-amaigrie, elle éprouve de violentes douleurs dans presque toutes les régions du corps ; les battements du cœur sont tumultueux et irréguliers, on entend un bruit de souffle assez étendu, la respiration est difficile, comme cela a lieu dans les affections du cœur d'une certaine gravité ; il existe des fleurs blanches assez abondantes; les règles sont diminuées et n'ont plus d'époque bien marquée. Il y a plusieurs mois que le gonflement inflammatoire a disparu de la plupart des parties qui furent d'abord le siége de l'affection ; mais les douleurs, selon la malade, sont peut-être encore plus violentes. A cette première visite commence le traitement; chaque jour une électrisation fut pratiquée; une amélioration sensible fut notée par la malade le cinquième jour. Il nous parut que la marche vers la guérison serait rapide ; aussi nous ne pûmes nous empêcher de prédire à cette dame qu'elle se lèverait dans quinze jours; elle accueillit notre promesse avec joie, mais elle pensa que ces paroles étaient prononcées dans le but de l'encourager; elle se leva le quinzième jour. A partir de ce moment, le mieux fit des progrès. Le traitement fut continué pendant environ un mois; les opérations n'eurent lieu que tous les deux jours ; les deux dernières semaines elle ne fut électrisée que tous les trois jours.

Le traitement, comme on le voit, fut long : ce qui en fut cause, ce fut l'affection du cœur. Ces six semaines écoulées, il ne restait plus vestige de la maladie. Nous avons l'occasion de rencontrer souvent cette dame ; elle a constamment joui d'une brillante santé depuis sa guérison, qui date de plus de quatre ans.

Cinquantième observation.

Nous retrouvons dans nos notes une observation de rhumatisme chronique dont l'envahissement remonte à sept ans. Le cas est si intéressant, que nous croyons utile d'en faire l'histoire.

On avait cessé tout traitement au moment où nous vîmes le malade pour la première fois.

Le sujet de cette observation est un négociant âgé d'environ 40 ans : il est tellement émacié, qu'il serait impossible de deviner s'il a été d'une bonne constitution avant la maladie actuelle ; nous apprîmes qu'il était très-vigoureux avant l'attaque de ce rhumatisme.

Comme dans toutes les maladies rebelles à une médication rationnelle, on avait épuisé toute espèce de traitement. Dans les derniers temps, on l'avait couvert de vésicatoires, qu'il nous dit lui avoir ôté le reste de ses forces. Cette première entrevue eut lieu au mois d'octobre 1862, le lendemain commença le traitement ; l'électrisation négative fut appliquée sur toutes les parties malades, qui étaient nombreuses ; les jambes et les cuisses étaient très-douloureuses, elles étaient plus tolérables aux extrémités supérieures et dans la région du thorax ; cependant il existait une toux assez gênante, l'auscultation et la percussion ne nous firent découvrir aucune lésion pulmonaire. Après une dizaine d'électrisations, un mieux très-marqué fut ressenti par le malade ; il commença à pouvoir dormir plusieurs heures la nuit, l'appétit devenait de plus en plus satisfaisant ; les pollutions nocturnes qui avaient lieu jusqu'à quatre fois par nuit avaient diminué. Les opérations électriques ayant été continuées chaque jour, il fut facile de constater une amélioration croissante. Mais ce ne fut qu'au moment où la maigreur générale commença à décroître que tous les symptômes graves disparurent tour à tour, ce qui arriva vers le quarantième jour. A partir de cette époque, il n'existait plus que quelques douleurs vagues qui avaient entièrement cessé huit jours plus tard ; et les pollutions nocturnes, si inquiétantes à notre première visite, avaient disparu depuis que l'état général s'était amélioré.

LETTRE XXXVII

De la goutte.

Cinquante-et-unième observation.

Que de volumes on a écrits sur la goutte ! que de savantes dissertations ont été publiées ! A quoi ont abouti tant d'efforts d'intelligence ? Nous ne voyons pas que la connaissance de la nature de cette triste affection soit plus démontrée qu'avant ces savantes recherches. La thérapeutique en est aussi impuissante que jamais ; pourtant, la liste des médicaments employés est inépuisable. D'où peut provenir un pareil état de choses ? Tout simplement d'un manque de critérium. La science médicale, aussi bien que toutes les autres, ne peut être basée sur des hypothèses, qui ne sont utiles qu'à faire briller les hommes doués d'une vive imagination. C'est ici le lieu de répéter que notre critérium est de n'admettre, comme certaines, les explications des faits et expériences, que celles basées sur des lois principes.

Avant tout, nous avons cherché comme pour les autres maladies, non pas le siége de la goutte dans telle ou telle articulation, mais dans quel tissu organique. Un examen attentif nous a fait découvrir que les premiers désordres naissent dans les séreuses, comme dans le rhumatisme et une foule d'autres maladies (toutes les inflammations). Une fois la nature de l'affection reconnue, il nous a semblé que le traitement

13.

était trouvé ; nous avons agi comme pour le rhumatisme, et nos succès ont été complets dans les cas où la désorganisation des tissus environnants n'était pas arrivée à un degré qui rend tout espoir de guérison impossible. Beaucoup de savants ont décrit les désordres pathologiques, ont analysé par le scalpel et par les réactions chimiques la forme et la nature des matières trouvées dans l'intérieur des articulations et dans les tissus environnants ; beaucoup y ont trouvé des sels alcalins. Il n'est pas probable qu'il y ait eu erreur dans ces analyses ; mais ces matières tophacées n'ont pas toujours été à l'état solide ; en passant de l'état liquide à l'état solide, elles ont pu changer de nature ; c'est-à-dire d'acides devenir alcalines. Pour nous, la question ne peut être douteuse. En effet, l'affection naît dans les membranes séreuses ; dans ce cas, c'est toujours la prédominance acide qui a lieu. Au début de la goutte, et même quelquefois après bien des années, la matière tophacée n'existe pas. La goutte, aussi bien que le rhumatisme, est inflammatoire ; donc, elle est produite par un excès d'acides. Les affections qui s'emparent des membranes muqueuses ne sont pas douloureuses ; elles sont dues à un excès de sels alcalins. Les catarrhes sans complication ne font jamais éprouver de douleurs. Ces deux grandes divisions des maladies simplifient singulièrement le traitement. En effet, dans l'état inflammatoire, les acides prédominent toujours : or, nous avons prouvé dans cet ouvrage que les maladies inflammatoires doivent, sans exception, être traitées par l'électricité négative, et les non-inflammatoires par l'électricité positive.

Des auteurs d'ouvrages importants ont refusé la nature inflammatoire au rhumatisme, parce que la maladie se déplace très-souvent. Cependant, on rencontre dans cette affection tous les signes qu'on est convenu depuis longtemps d'assigner à l'inflammation : tumeur, chaleur, douleur et rougeur.

Si ces savants avaient connu la nature des inflammations, ils auraient évité de tomber dans une semblable erreur. En effet, nous avons prouvé précédemment que les inflammations ont pour cause un excès d'acides ; donc, lorsque la partie envahie est gorgée d'acides, il n'est pas étonnant que d'autres parties deviennent à leur tour le siége de cette prédominance d'acides.

Nous allons rapporter quelques observations de gouttes guéries par notre traitement. Nous noterons que nous n'avons pas rencontré de gouttes sans rhumatismes ; nous ne doutons pas que goutte et rhumatisme ne soient synonymes.

Cinquante-deuxième observation.

Nos soins furent réclamés par le comte *** : il est âgé de 58 ans, d'une constitution satisfaisante, d'un tempérament lymphatico-nerveux ; il est atteint d'une attaque de goutte dont il souffre depuis trois jours. La première attaque date de vingt ans environ. Jusqu'à l'âge de cinquante-cinq ans, les attaques étaient moins graves et moins fréquentes qu'aujourd'hui. État actuel : le gros doigt gauche est gonflé et rouge comme un cylindre de fer fortement chauffé ; l'articulation tibio-tarsienne est tuméfiée et douloureuse, ainsi que les articulations et le genou du même côté. Nous étions en présence d'une goutte chronique revenue à l'état aigu ; elle avait depuis la première attaque passé par ces alternatives. Une fièvre assez considérable existe. Le malade s'agite violemment, pousse des cris de douleur ; il compare sa douleur du doigt à un tenaillement brûlant.

Nous attaquons immédiatement le mal du pouce en promenant autour du doigt le pôle négatif, et le positif sur le septième ganglion du cou, absolument comme dans les autres cas. Après un quart d'heure d'électrisation, le malade s'agite moins ; il éprouve un peu moins de douleur. Trois nouveaux quarts d'heure ayant été employés à l'opération, nous cessons la séance ; mais le malade qui se sent soulagé nous supplie de prolonger l'opération encore quelques minutes, mais cela dura encore trois quarts d'heure. Au moment où l'opération était finie, le doigt avait perdu presque toute sa rougeur. Jamais auparavant, nous n'avions électrisé au delà d'une heure. Malgré notre crainte de n'avoir pas agi d'après notre longue expérience, le malade fut beaucoup plus calme. Le lendemain, le gonflement et la rougeur paraissent vouloir reprendre l'état de la veille ; cependant, les douleurs n'ont pas augmenté dans la même proportion. Une nouvelle opération d'une heure fut pratiquée, y compris l'électrisation sur les autres parties malades ; même résultat que la première. Après cinq électrisations, en cinq jours, les douleurs et les autres désordres avaient considérablement diminué. Le quinzième jour, la maladie était vaincue ; l'articulation tibio-tarsienne et celle du genou, etc., nécessitèrent trois nouvelles électrisations, et M. le comte *** était en parfaite santé.

Il pourrait paraître étonnant qu'un mal si violent ait été un peu calmé dès la première application de l'électricité ; mais notre expérience de plus de quinze ans nous a appris que plus une douleur est violente, plus elle cède promptement. Un résultat aussi heureux émerveilla le malade. Nous dûmes l'avertir qu'une affection aussi ancienne pourrait avoir des récidives, moins graves assurément que celle que nous venions de vaincre ; mais que, dans le cas où cela aurait lieu, il suffirait de trois ou quatre électrisations pour la réduire à néant. Il fut prévenu qu'il était de toute nécessité que son régime fût sobre. Cette guérison eut lieu en 1863. Jusqu'au printemps suivant, il ne survint pas l'ombre d'une récidive ; mais dans les premiers jours d'avril, l'affection se préparait à renaître ; trois électrisations en trois jours la firent disparaître. Il y a environ cinq ans que cette attaque eut lieu ; aucune récidive n'est venue depuis tourmenter le malade.

LETTRE XXXVIII.

Cinquante-troisième observation.

Un peintre célèbre, âgé de cinquante ans , d'un tempérament bilieux, d'une forte constitution, avait eu de fréquentes attaques de goutte pendant plusieurs années ; les unes duraient peu de temps, les autres le tourmentaient quelqucs semaines. En 1863 nous fûmes appelés à le visiter vers le commencement du mois de mars. Il était en proie à une violente attaque qui avait commencé depuis une vingtaine de jours. Tous les cinq à six jours elle paraissait commencer à se résoudre, mais à peine avait-il joui d'un peu de repos un jour et une nuit, qu'elle sévissait de nouveau. Elle occupe surtout le gros doigt gauche, ainsi que les autres, et l'articulation tibio-tarsienne. Un engorgement de ces parties est considérable, elles sont d'un rouge violacé. Une opération électrique d'une demi-heure fut immédiatement pratiquée et renouvelée pendant cinq jours. La résolution marchant lentement, nous fîmes des électrisations d'une heure ; le dixième jour, les douleurs avaient disparu, mais il restait de l'empâtement qui ne se dissipa entièrement que le quinzième jour. Pas de récidives jusqu'ici (1869). Dans plusieurs de ses autres attaques beaucoup d'articulations avaient été prises ; ce qui fut pour nous une nouvelle confirmation que la goutte et le rhumatisme sont une seule et même chose.

Cinquante-quatrième observation.

Au mois de mars 1868 nous fûmes consulté pour une dame de 42 ans, d'une constitution robuste, d'un tempérament sanguin. Elle était atteinte d'une goutte chronique, siégeant au pouce du pied droit, à l'articulation tibio-tarsienne ; en outre, une vive douleur se faisait sentir dans le genou du même côté ; l'engorgement de ces parties n'était pas proportionné à la violence des douleurs ; nous avons pensé qu'il convenait de ranger cette maladie dans la classe des rhumatismes communément connus sous le nom de goutte ; parce que le mal était plus violent dans l'articulation du pouce et des petites jointures du pied. D'ailleurs, tous les médecins n'admettent pas l'identité du rhumatisme et de la goutte ; mais, quoi qu'il en soit, le même traitement guérit l'un et l'autre, comme dans le rhumatisme chronique peu étendu. Il n'existait pas de fièvre ; l'électrisation fut pratiquée sur les parties malades pendant environ une demi-heure. La douleur fut un peu diminuée ; quinze électrisations eurent lieu en quinze jours ; après chacune un mieux appréciable fut produit et à la quinzième la maladie avait disparu.

Deux ou trois jours après la guérison, cette dame fit une longue promenade dans la campagne ; .se trouvant à un certain éloignement de la voiture qui devait la ramener à Paris, un orage éclata ; elle fut mouillée jusqu'à la peau. Cinq jours après cet accident, la maladie revint sur ses pas et fut même plus violente ; dix nouvelles électrisations produisirent une guérison complète. Ayant questionné la malade sur sa santé avant cette promenade, elle nous avoua qu'elle ressentait dans les parties que nous avions traitées un peu de gêne en marchant ; mais que c'était si peu de chose qu'elle n'avait pas cru devoir se priver de sortir. Il y a plus d'une année que cette guérison fut produite et aucune récidive n'a paru.

Nous croyons devoir avertir les praticiens qu'il ne faut regarder une guérison complète que lorsque le malade ne ressent absolument rien de plus qu'avant la maladie; autrement on s'exposerait à une récidive, ce qui nous est arrivé plus d'une fois, dans les premiers temps de notre exercice.

Cinquante-cinquième observation.

Il y a environ huit ans, un négociant de Hambourg, ayant appris que nous avions guéri plusieurs goutteux de sa connaissance, réclama nos soins

pour lui, atteint de la même affection. Il est âgé de
60 ans, d'une constitution autrefois très-robuste,
mais très-détériorée par de fréquentes attaques de
goutte, qui ne mettent que peu d'intervalle entre
elles. Comme il n'habitait pas Paris et qu'il n'y était
venu que pour ses affaires, il fut un peu déconcerté,
quand nous lui fîmes connaître que la guérison ne
serait pas prompte. Il prit cependant son parti, puisqu'il avait, d'après nous, beaucoup de chances d'être
guéri. En quinze jours les douleurs avaient beaucoup diminué, mais il existait un empâtement violacé des articulations des doigts et tibio-tarsienne;
la pression de nos doigts restait imprégnée. Le
même traitement fut suivi pendant un mois, une
électrisation chaque jour. A cette époque, les fonctions digestives, habituellement mauvaises, reprirent
leur état normal; la maigreur de tout le corps et
particulièrement des cuisses et des jambes, avait
beaucoup diminué; les traits étaient redevenus calmes, et il ne restait plus de trace de la goutte malgré
la gravité de la maladie et le mauvais état du patient.
Nous n'eûmes pas un moment de doute sur une issue
favorable. S'il y avait eu désorganisation d'une ou
plusieurs jointures ce qui arrive trop souvent quand
la goutte est très-ancienne et a tourmenté le malade
d'une manière presque permanente, nous n'aurions
pas entrepris un pareil cas.

LETTRE XXXIX.

Maladies de l'utérus.

Les affections chroniques de cet organe ont été beaucoup étudiées; la thérapeutique est loin de répondre à la connaissance des désordres si graves et si nombreux qui se rencontrent dans la pratique. On a distingué avec soin les maladies du col de celles du corps de cet organe, mais bien souvent le col n'est malade que parce que l'organe l'est dans tout ou partie de son étendue. Dans ces cas, on s'occupe du col seulement; du moins c'est ce que nous avons vu de la part même de grands maîtres. On cautérise on injecte; on donne à l'intérieur des médicaments, nous sommes persuadé que les maladies du col sont presque toujours accompagnées de désordres plus ou moins graves, d'affections du corps de l'organe, et que, la plupart du temps, ces ulcérations multiformes du col ne sont autre chose qu'une affection tuberculeuse de l'organe, soit que les tubercules soient bornés à l'utérus, soit que d'autres organes en soient en même temps le siége. Nous avons remarqué que dans la majorité des cas de phthisie, la maladie commence par l'utérus chez la femme, et par le larynx chez l'homme. Nous ne disons pas que le col et même le corps de l'utérus ne soient quelquefois le siége de dégénérescences cancéreuses de polypes; mais ces dernières

affections ne surviennent qu'à la suite de désordres
d'une nature moins grave, qui ont très-probablement donné naissance à l'une ou l'autre, et quelquefois à l'une et l'autre de ces fatales maladies. Nous
sommes persuadé que, si on parvenait à arrêter le
développement des inflammations, soit simples, soit
tuberculeuses à une époque très-rapprochée de leur
début, les cancers, les polypes n'auraient pas lieu.

On a beaucoup écrit sur les congestions utérines,
mais on n'en a pas défini la signification. Veut-on
dire seulement que l'organe a pris un volume anormal à cause d'un obstacle au cours du sang, ce qui
est parfois le cas dans l'anémie (congestion passive),
dans la chlorose ; et encore ces deux affections sont
rarement exemptes de tubercules, soit dans les poumons ou ailleurs. La chlorose simple et l'anémie guérissent facilement par les ferrugineux ; mais comme
ces deux affections sont rarement dans ce cas, ne
voyons-nous pas le fer rester impuissant dans une
foule de cas ; bien plus, il favorise la génération tuberculeuse. On voit souvent la peau des malades
traités par ce médicament se couvrir d'éruptions,
qui ne sont autre chose que des tubercules. Les ferrugineux, tant vantés contre la tuberculisation, sont
tellement contraires, que le célèbre Trousseau les a
proscrits, quand il s'agit du traitement de phthisiques. Nous croyons que la grande majorité des
cas de congestions actives, ou, ce qui est la même
chose, de métrite chronique, sont dus à la pré-

sence de tubercules. Nous nous sommes assurés
de la réalité de cette assertion par notre diagnostic
électrique. En effet, en pressant sur les deuxième,
troisième et quatrième paires de ganglions lombaires, les malades ressentent de la douleur plus ou
moins vive, selon le degré des désordres dans ces
ganglions, et dans l'utérus lui-même si la maladie
est aiguë.

D'ailleurs les malades n'attendent pas qu'on ait
exercé cette pression pour accuser des douleurs dans
la région des reins, c'est-à-dire dans les ganglions
ci-dessus.

Nous avons dit plus haut que nous croyons que
les affections du col sont loin d'être isolées de celles
du corps; nous fondons notre opinion sur le diagnostic électrique et sur la guérison simultanée des
engorgements généraux de l'utérus et des désordres
morbides du col, en électrisant seulement l'utérus
au-dessus du pubis; nous exceptons les cancers et
les polypes que nous électrisons directement, en appliquant une éponge imbibée à l'extrémité d'un fil conducteur enduit de gutta-percha. Les causes des affections utérines ont été pour la plupart bien indiquées
et décrites par les auteurs, mais ils ont oublié de
noter que le rhumatisme est une des principales;
nous avons eu occasion de le constater une foule
de fois, surtout au moment des couches et des avor-
tements.

Nous avons vu très-souvent les femmes affectées

antérieurement de rhumatisme, prises à cette époque, au moindre refroidissement, de leur affection rhumatismale, qui ne tardait pas à gagner les organes générateurs et à causer des désordres graves d'inflammation. Le phlegmasia-albadolens nous paraît naître sous l'influence rhumatismale, et guérit par notre méthode comme dans le cas de rhumatisme ; il n'y a donc aucun doute sur la nature de la maladie.

Si elle est inflammatoire ou tuberculeuse, la pression exercée de la manière que nous avons indiquée, sur les paires ganglionnaires lombaires fera éprouver de la douleur. Dans ce cas appliquez le pôle au-dessus du pubis dans toute l'étendue occupée par la matrice et les ovaires et le positif sur les ganglions. Arrêtez-vous plus longtemps où le malade ressent le plus d'électricité.

Si la pression sur les ganglions ne fait éprouver aucune sensibilité anormale, renversez les pôles ; car dans ce dernier cas il n'y a que de l'atonie qui disparaîtra facilement sous l'influence de l'électricité positive.

On ne rencontrera donc aucune difficulté dans le traitement des affections chroniques de l'utérus.

Nous devons dire que nous ne connaissons pas de maladies qui cèdent plus promptement à l'électricité.

On rencontre souvent des déviations du col de la matrice qu'on appelle antéversion, rétroversion, etc. On s'est évertué à chercher une foule de moyens pour remédier à ces inconvénients sans y être complétement arrivé. Bien souvent même le col s'enflamme sous l'influence des pessaires qui, loin de remédier au mal, l'augmentent d'une manière plus ou moins considérable. Nous devons, pour être vrai, déclarer que les instruments dits pessaires Gariel ont de grands avantages quand il existe un abaissement ou une chute de l'utérus sans complication d'inflammation ; on pourrait dans certains cas employer ce pessaire en même temps que le traitement électrique.

Cependant il est bien rare que l'électricité ne triomphe pas seule. Dans les cas de chute plus ou moins considérable, nous appliquons un pôle de chaque côté de la matrice au-dessus du pubis ; toutes les cinq minutes nous changeons les pôles de côté ; puis, après un quart d'heure, plus ou moins, selon qu'on le juge à propos, nous électrisons en plaçant le pôle positif sur les ganglions et le négatif sur l'utérus au-dessus du pubis, si on a découvert des signes d'inflammation ou de tubercules.

Les auteurs, ayant bien décrit la métrite aiguë, la métro-péritonite ou puerpérale, nous nous contenterons de renvoyer à leurs descriptions, en nous bornant à citer des observations. Nous ferons comme pour les autres maladies rapportées dans cet ouvrage, nous ne citerons que les observations importantes ; car, si nous voulions faire l'histoire de toutes les métrites que nous avons traitées depuis vingt ans, il nous faudrait employer un gros volume. Les lecteurs savent combien ce genre d'affection est commun ; ils n'ignorent pas non plus que la plupart sont au-dessus des ressources de la médecine ordinaire. Notre traitement, au contraire, est vraiment héroïque.

LETTRE XL.

Cinquante-sixième observation.

Une dame française, âgée de 33 ans, d'une bonne constitution, d'un tempérament nerveux, habite New-York depuis deux ou trois ans, ayant eu à supporter de grandes tribulations à l'occasion de la perte de presque toute sa fortune, qui l'avait réduite à la nécessité de travailler, après avoir joui d'une vie paisible. Sous l'influence de changements dans ses habitudes, elle sentit peu à peu ses forces diminuer, sans éprouver de maladie réelle. Survint une fausse couche très-laborieuse, accompagnée d'hémorragie qui dura plusieurs semaines, puis reparut à chaque époque mensuelle dans le commencement ; mais après cinq ou six mois des mêmes accidents aux mêmes époques, elle ne cessa plus d'éprouver des pertes sanguines : seulement elles redevenaient très-considérables durant l'époque habituelle des règles. Pendant environ huit jours, elle rendait souvent de grandes quantités de polypes muqueux ; ce qu'elle attribuait à n'avoir pas été délivrée de sa fausse couche.

Vers le commencement de juin 1857, elle vint nous consulter. D'après ce qu'elle nous raconta, elle avait suivi un traitement allopathique très-rationnel. Nous l'engageâmes à suivre notre traitement électrique, attendu que tous les moyens employés intelligemment avaient échoué ; nous ne pûmes obtenir d'elle qu'une promesse de revenir plus tard, elle voulut suivre avant un traitement allopathique de notre part. Nous prescrivîmes donc du perchlorure de fer à l'intérieur. Deux ans après, elle nous fit appeler chez elle, et nous fit part que notre ordonnance lui avait rendu de grands services, mais que pourtant elle n'avait jamais eu que des mieux momentanés ; que, depuis plus d'un an, elle ne pouvait quitter sa chambre, souvent même son lit. A cette époque elle était très-amaigrie ; bien qu'elle conservât un bon appétit, elle était inondée de fleurs blanches. Quand l'hémorragie venait à cesser, de vives douleurs se faisaient sentir dans les lombes et dans le bas-ventre, surtout dans l'aine droite. Très-souvent des polypes muqueux étaient rendus, ce qui occasionnait des contractions comme dans l'accouchement. L'utérus était de la grosseur qu'il peut avoir chez une femme enceinte de trois ou quatre mois ; le col était sain ; les matières qui sortaient des parties génitales en abondance étaient séreuses et très-fétides, au

point qu'il était difficile de trouver une garde pour
lui donner des soins. Comme cette dame avait refusé
l'usage du traitement électrique, il y avait deux ans,
nous nous gardâmes bien de le lui proposer de nouveau. Ce fut elle qui aborda le chapitre en ces termes : « J'ai bien regret de n'avoir point suivi vos
conseils, car j'ai maintenant la persuasion que je
serais guérie au lieu d'être dans un état désespéré.
J'ai trop d'expérience et de philosophie pour craindre
la mort, mais je crains de souffrir encore longtemps.
Vous avez guéri une personne de mes connaissances,
aussi malade que moi, et plusieurs autres dont j'ai
entendu parler. » Nous essayâmes de lui faire entendre
qu'il était trop tard, sans nous servir de ces mêmes
expressions ; mais elle insista et déclara que nous
pouvions la guérir, qu'elle en avait la conviction.
Cette déclaration faite dans des termes touchants et
convenables, comme savent le faire les personnes de
son éducation ne nous permit plus de balancer,
malgré le peu d'espoir que nous avions dans le
succès.

La première électrisation eut lieu le lendemain.

Quinze électrisations en quinze jours furent nécessaires pour faire cesser complétement l'hémorragie ; un écoulement blanc, moins fétide que dans
le commencement, persista encore deux semaines ;
les douleurs se faisaient à peine sentir dans les lombes ; l'appétit était meilleur et les digestions excel-
lentes. Mais survinrent les règles quinze jours plus

tard environ que de coutume. Elles remirent tout en question, c'est-à-dire que la perte sanguine, l'émission de polypes muqueux eurent lieu comme au commencement du traitement. Dans l'espace de huit jours, l'hémorragie avait cessé, les douleurs diminué ; huit nouvelles électrisations amenèrent un état très-satisfaisant. Le traitement fut interrompu jusqu'aux prochaines règles. A cette époque, nouvelle hémorragie et sortie de polypes muqueux ; les douleurs lombaires et dans l'aîne droite se firent de nouveau sentir avec assez de violence. Huit nouvelles électrisations en huit jours furent pratiquées. La malade se trouvait fort bien, il ne restait qu'un peu de douleur dans l'aine droite. Le traitement fut de nouveau interrompu pendant environ un mois. A cette époque l'hémorragie fut à peu près la même que précédemment. Cinq électrisations firent cesser tous les accidents. Ce fut ainsi que les phénomènes morbides se succédèrent chaque mois pendant six mois ; nous commencions à ne plus croire à la prédiction de la malade, car, comme le lecteur le sait, c'était elle qui avait établi le pronostic. A la septième réapparition des règles, l'hémorragie n'eut pas lieu. Le sang coula quatre jours avec modération comme avant sa maladie.

Depuis cette époque, nous cessâmes tout traitement ; la dame devint enceinte quelques mois plus tard, la grossesse a marché aussi naturellement que si jamais elle n'avait été malade. Au huitième mois elle partit pour la Nouvelle-Orléans; elle était brillante de joie et de santé.

On voit de quelle patience il faut que le médecin et le malade soient armés en pareille circonstance. Tous les médecins savent quelle influence puissante exerce la foi du malade sur l'issue heureuse d'une maladie. Aussi, bien persuadé qu'il faut se concilier la confiance de toute personne soumise à nos soins, nous commençons toujours, surtout quand nous avons affaire à un cas grave, par déclarer que la guérison ne peut être obtenue que si le malade veut avoir une foi entière dans notre traitement. Nous lui demandons cette confiance, pour un temps limité, comme une quinzaine, plus ou moins, selon que nous jugeons un changement favorable plus ou moins éloigné. Quand nous avons obtenu le mieux, la foi en la guérison augmente et le mal diminue et disparaît.

Nous serons à même de prouver par la suite la vérité de ce que nous venons de dire. Le cas suivant est un triste exemple de découragement d'une malade presque guérie qui, en quelques jours, arriva au tombeau.

Cinquante-septième observation.

Une dame canadienne, âgée de 42 ans, d'une constitution excellente, d'un tempérament lymphatico-sanguin, vint réclamer nos soins au mois d'avril

1859. Elle habite New-York depuis six ans ; elle est sujette à des pertes rouges abondantes, depuis environ un an ; quand l'hémorragie se suspend (ce qui est rare), des pertes blanches abondantes lui succèdent.

L'examen de la la matrice nous fait constater un volume considérable de tout l'organe, le col est tuméfié, à la lèvre supérieure à droite siége une petite tumeur polypeuse que nous soupçonnons être cancéreuse à cause de la sensibilité extrême que la malade éprouve à la moindre pression exercée avec le doigt.

Malgré la gravité du cas, nous demandons à cette dame, si elle est disposée à nous accorder sa confiance pendant une quinzaine de jours. Elle nous promet de faire tout ce que nous voudrons, parce que, dit-elle, elle vient de la part de personnes guéries ; elle sait d'avance que nous exigeons une grande foi dans la guérison. Après huit électrisations d'une demi-heure chaque jour, l'hémorragie avait cessé ; mais, à l'époque des règles, elle recommença, moins violemment ; cinq électrisations la firent cesser. A cette époque, l'appétit de la malade, qui avait été presque nul, redevint tout à fait naturel ; le sommeil, qu'elle goûtait rarement, durait six ou sept heures chaque nuit ; son teint jaune avait repris sa teinte rosée. Pendant deux mois encore, elle fut électrisée pour quelques douleurs dans la matrice et des fleurs blanches. Elle suspendit tout traitement et partit pour la campagne, sans que nous ayons pu constater l'état de la matrice. Après deux mois de séjour, elle revint à New-York. Il paraît qu'elle eut une nouvelle hémorragie; elle voulut venir nous voir, mais une personne de ses connaissances lui assura qu'elle connaissait un médecin espagnol qui guérissait très-promptement les maladies des femmes. S'étant laissé persuader, le médecin déclara que sa maladie était un polype cancéreux qu'il fallait enlever. Le lendemain, en compagnie d'un confrère, il arrache la tumeur avec des pinces; deux jours après cette opération, la malade nous fit demander, elle était dans un état désespéré. Une métro-péritonite sévissait avec violence. Le lendemain, elle était morte.

Nous croyons que la malade aurait guéri, si on n'avait pas ébranlé sa confiance.

LETTRE XLI.

Cinquante-huitième observation.

Vers le commencement de février 1867, nous eûmes à traiter une dame d'une quarantaine d'années, d'un tempérament lymphatico-sanguin; elle nous fournit les renseignements suivants :

Il y a cinq mois, je commençai à sentir un malaise général qui fut bientôt suivi de douleurs très-violentes dans le bas-ventre. Cette région avait beaucoup augmenté de volume ; on sentait à travers les parois du ventre une tumeur de la grosseur d'un fœtus de quatre mois. Elle était oblongue, un peu aplatie et s'étendait d'une aine à l'autre. Un docteur ayant été appelé, porta le diagnostic suivant : tumeur fibreuse du corps de la matrice. Il employa tous les fondants connus ou à peu près, mais la tumeur ne fut pas diminuée. La malade atteignit un degré de maigreur considérable. Malgré l'insuccès du traitement mis en usage, on avait confiance dans ce médecin. Il continua ses soins pendant cinq mois. A cette époque le mari de la malade vint nous consulter, non dans l'espérance que nous pouvions l'empêcher de mourir de cette maladie, mais pour ne rien négliger de ce qui pouvait lui être agréable. Elle l'avait prié de nous engager à la visiter une fois seulement, ajoutant que si nous avions pu la traiter au début de sa maladie, elle aurait recouvré la santé. A notre première visite, jugeant qu'il n'y avait pas d'espoir d'éloigner le moment fatal, nous prescrivîmes des calmants pour ajouter un peu d'espérance au peu qui lui en restait. Deux jours plus tard, nous fîmes une nouvelle visite à la malade ; elle était absolument dans le même état : seulement elle s'était préoccupée de l'idée que l'électricité devait la sauver. Ses premières paroles furent une accusation de ne l'avoir pas soumise à l'électrisation. Déjà nous avions essuyé le même blâme de la part d'une dame de New-York, qui avait annoncé sa guérison ; ce qui eut lieu. Nous avons rapporté cette observation précédemment.

Cinquante-neuvième observation.

La jeune dame qui fut l'objet de celle-ci fut ce jour-là soumise à une opération électrique. Mais nous croyons qu'il est indispensable de rapporter les renseignements que nous donna la malade et ceux que nous obtînmes par un minutieux examen.

Nous apprîmes que, depuis longtemps (elle ne put fixer l'époque précise), un liquide blanc-brunâtre coulait tantôt par le vagin, tantôt par l'urètre, parfois par l'anus, et quelquefois par toutes ces voies à la fois. Certains jours ce liquide était très-abondant, d'autres fois il donnait à peine signe de présence ; mais qu'il fût abondant ou rare, la tumeur ne paraissait pas changer sensiblement de volume. La patiente ne se plaignait pas beaucoup du bas-ventre, mais du canal de l'urètre, surtout quand elle urinait. Le méat urinaire était fortement enflammé ; elle attribuait ce désordre à des cautérisations qui avaient eu lieu au début de la maladie ; elle ajoutait qu'une sonde métallique avait été enfoncée dans la vessie, qu'à ce moment elle avait senti une espèce de déchirement douloureux. Ce ne fut qu'à partir de ce moment que l'écoulement dont nous avons parlé commença à couler par l'urètre, tandis qu'auparavant il avait lieu par le vagin et l'anus.

La matrice n'avait pas un volume considérable, mais pourtant était loin de l'état normal. Le col était, gonflé sans inflammation, ni simple, ni granuleuse.

Notre diagnostic fut : tumeur formée très-probablement par un énorme phlegmon siégeant dans le tissu cellulaire qui entoure la matrice, la vessie et la dernière partie du côlon descendant.

Traitement : — La première opération fut bien supportée ; environ deux heures après, un écoulement abondant eut lieu par l'anus. Tous les jours la même opération fut pratiquée pendant une heure. Durant plusieurs semaines (environ trois), l'état des organes malades ne présenta rien de remarquable ; pourtant la jeune dame nous fit remarquer qu'elle avait moins de lourdeur dans le ventre et les reins.

Environ quinze jours plus tard, la maigreur, qui avait été extrême, diminuait à vue d'œil ; cependant l'écoulement du pus (c'était bien du pus) était toujours aussi considérable. L'embonpoint était presque normal après trois mois de traitement. A cette époque le ventre était très-diminué de volume, la pression exercée avec les mains ne faisait éprouver aucune douleur. On sentait encore un peu d'engorgement en bas et à gauche, l'écoulement du pus existait à peine. Les électrisations furent continuées trois fois par semaine ; plus tard, deux fois. Graduellement le ventre avait repris son volume et sa souplesse normale.

La santé était parfaite à ce moment, tout traitement dut cesser; il y avait à peu près cinq mois qu'il avait été commencé.

Nous avons rangé cette maladie dans la classe des affections de l'utérus, mais peut-être siégeait-elle autant dans les organes environnants. Quoi qu'il en soit, ayant appliqué les courants électriques comme nous le faisons dans les affections de l'utérus, c'est-à-dire le pôle positif sur les ganglions lombaires, et le négatif sur le bas-ventre, nous ne fûmes jamais obligé de changer ce mode de traitement, attendu que nous observions chaque jour une amélioration que notre longue expérience nous faisait présager comme un signe à peu près certain de guérison complète.

LETTRE XLII.

Ovaro-métrite.

Soixantième observation.

Une dame d'une trentaine d'années vint nous consulter il y a environ deux ans; elle se plaiguait d'une douleur sourde continue dans l'aine gauche, tout le long de la cuisse et jusqu'à la symphyse du pubis; du même côté la matrice était augmentée de volume. Ce volume anormal n'était pas très-considérable, mais le col est douloureux au toucher et porte d'assez nombreuses granulations; de légères ulcérations en petit nombre y existent. La malade nous fait remarquer qu'elle a des fleurs blanches, peu abondantes, excepté avant et après les règles qui apparaissent chaque mois. A cette époque, elle éprouve de vives douleurs qui l'obligent à garder le lit pendant un jour ; cette maladie s'est déclarée à la suite d'une fausse couche qu'elle fit il y a cinq ans.

Le bas-ventre conserve son volume normal, mais il est très-sensible à la pression et douloureux lorsque son pied gauche se heurte contre un pavé. La malade est d'une assez bonne constitution, d'un tempérament lymphatico-sanguin. Immédiatement après cette examen, elle fut soumise à notre traitement électrique. L'opération fut pratiquée de la manière suivante : le pôle positif appliqué sur les ganglions lombaires, et le négatif sur les parties douloureuses, quelques minutes sur chacune de ces parties ; puis, revenant où nous avions commencé, nous parcourûmes ces régions comme la première fois ; l'opération fut continuée ainsi pendant une demi-heûre. Tous les ganglions lombaires correspondent à l'utérus, mais les uns correspondent à telle partie de cet organe, et les autres à d'autres ; c'est en tâtonnant qu'on reconnaîtra sur lesquels on doit poser le positif, pour que l'opération ne cause aucune douleur. Le pôle positif devra être placé le premier, puis le négatif sur le mal. On ne doit donner de la force au courant qu'au moment où les deux pôles sont placés. On demande à la malade si elle sent un frissonnement ou tout autre mouvement qui ne fait pas éprouver de douleur. On continue l'opération en demandant à la malade si elle peut supporter plus fort ce qui est pratiqué ; si la réponse est affirmative, en général c'est la sensibilité des malades qui doit servir de guide, relativement à la force des courants. C'est le meilleur électromètre.

Dans aucune de nos opérations nous ne faisons éprouver de douleurs ; au contraire, s'il en existe, elles sont calmées. Une opération d'une demi-heure fut pratiquée chaque jour ; après la cinquième électrisation, la malade nous annonça une grande amélioration, cependant la maladie ne céda complétement qu'au bout d'un mois ; cette lenteur doit être attribuée à l'exercice trop considérable qu'elle se donnait.

Soixante-et-unième observation.

Une jeune fille de 18 ans, d'une constitution passable, d'un tempérament lymphatico-sanguin, vint nous consulter vers le commencement de 1867. Elle toussait beaucoup, et depuis longtemps cependant, l'auscultation et la percussion ne donnaient aucun signe de phthisie ; elle avait en outre, des palpitations, des douleurs de reins et des fleurs blanches, une faiblesse générale, le teint très-pâle, enfin tous les symptômes d'une chlorose très-prononcée ; les règles sont peu abondantes et ne paraissent pas tous les mois ; les médecins qui l'ont soignée avant nous, lui ont fait prendre des toniques et surtout beaucoup de ferrugineux ; ces diverses médications étaient restées sans effet.

Nous sommes persuadé que toutes les fois qu'une médication antichlorotique bien dirigée reste impuissante, c'est qu'il existe des tubercules dans un organe ou dans plusieurs.

La médication ferrugineuse, continuée plus ou moins longtemps après que sa non-efficacité a été constatée dangereuse, hâte le développement des tubercules.

Dans des cas pareils nous électrisons la matrice et les poumons, quelquefois l'estomac quand la malade y éprouve des douleurs.

Soixante-deuxième observation.

La jeune personne qui fait le sujet de cette observation fut soumise à la médication électrique, les poumons et la matrice furent électrisés tous les jours. Une amélioration sensible eut lieu dès les premiers jours. Après quinze séances, la toux et les fleurs blanches avaient disparu ; la force avait remplacé la faiblesse, le teint avait repris la couleur qui amène la santé. Comme nous étions au mois de janvier, nous lui conseillâmes de prendre des précautions contre le froid, et de revenir nous voir s'il survenait quelque chose d'inquiétant pour sa santé. Environ deux mois plus tard, elle revint nous consulter : elle nous informa que depuis cinq à six jours, elle avait commencé à tousser presque aussi fort qu'avant le traitement; elle attribuait ce commencement de rechute à un grand froid qu'elle avait éprouvé peu de jours avant. A partir du moment où le traitement fut cessé, jusqu'au moment où elle revint, sa santé avait été parfaite; les règles, sans avoir été abondantes, avaient lieu chaque mois, sans douleurs ni malaise. Les applications électriques furent reprises ce jour-là; cinq jours suffirent pour mettre tout en ordre. Il ne nous parut pas prudent d'abandonner ainsi brusquement le traitement, notre avis fut qu'elle devait encore subir deux applications par semaine. Notre conseil fut ponctuellement suivi, la santé de la jeune fille a toujours été excellente depuis deux ans.

LETTRE XLIII

Soixante-troisième observation.

Une dame âgée de 35 ans, d'une constitution assez robuste, d'un tempérament bilioso-nerveux, se présenta à notre consultation au mois d'octobre 1866. Un examen attentif nous fit constater les désordres suivants : des palpitations considérables, grande gêne de la respiration; l'auscultation nous fit découvrir une masse tuberculeuse, en partie ramollie à la partie supérieure du poumon gauche ; la toux est considérable, il y avait peu d'expectoration. La matrice était très-augmentée de volume, elle égalait celui d'une grossesse de quatre mois ; le col était garni de granulations et de quelques ulcérations peu profondes, il y avait un écoulement de fleurs blanches abondant. La malade éprouvant un besoin irrésistible d'uriner toutes les cinq minutes, il n'est pas douteux que l'utérus, très-abaissé, ne produisît ce désordre en irritant le col de la vessie. L'embonpoint de la malade avait graduellement diminué, depuis un an environ, époque où commencèrent les premiers symptômes ; mais cette altération n'était pas portée jusqu'à la maigreur ; pourtant des sueurs nocturnes, qui s'étaient déclarées depuis quelques semaines, avaient diminué ses forces. Aussi, notre examen fini, la première électrisation eut lieu pendant environ trois quarts d'heure. Le poumon et la matrice furent électrisés d'après les règles contenues dans notre méthode ; tous les jours l'opération fut répétée : vers la cinquième opération, la toux et les sueurs avaient diminué ; la malade pouvait dormir une partie des nuits, mais elle se réveillait à de courts intervalles, à cause du besoin d'uriner. Ce ne fut que le quinzième jour que cette incommodité avait presque entièrement cessé. Le traitement fut continué tous les jours. A ce moment l'utérus avait repris son volume normal ; le poumon ne donnait aucun signe de maladie, l'expansion était naturelle dans toute l'étendue de cet organe. Nous avions conseillé à cette dame de venir nous voir au moins une fois par semaine, la paresse de quitter son appartement chaud (nous étions en janvier) l'empêcha de suivre notre conseil; mal lui en prit, car six semaines plus tard elle revint avec une toux qui annonçait une récidive prochaine de la maladie. Huit applications en huit jours firent disparaître tous ces nouveaux accidents. Dans la crainte de nouvelle récidive, la malade fut électrisée deux fois par semaine, pendant un mois.

Il y a environ deux ans que ce traitement a eu lieu, et la personne qui en a fait l'objet n'a cessé de jouir d'une santé parfaite.

Nous avons cru devoir ranger cette observation dans la classe des affections de l'utérus, car cette dernière maladie paraissait plus grave que celle du poumon.

Nous allons maintenant nous occuper des inflammations aiguës de la matrice accompagnées de péritonites.

Soixante-quatrième observation.

Une dame d'environ 35 ans nous fit appeler pour lui donner des soins, il y a environ huit ans. A notre arrivée, la malade n'avait plus de connaissance depuis plusieurs heures; elle était froide et avait l'aspect d'un cadavre; le pouls était filiforme.

Une dame des amies de la malade, qui ne quittait

pas son chevet, nous donna les renseignements suivants :

Il y avait une forte hémorragie, qui n'avait presque pas cessé depuis trois jours, pourtant on la modérait par l'application de glace sur le ventre ; le cas nous paraissait tout à fait désespéré. Nous prescrivîmes des révulsifs, malgré la crainte que nous avions de provoquer de nouveau l'hémorragie. Il nous parut cependant utile de tenter de réveiller les forces vitales prêtes à qnitter la patiente. Vaines tentatives. Nous allions quitter la malade et laisser à la nature le soin de résoudre le probème, quand l'amie dont nous avons fait mention nous supplia de faire usage de l'électricité. Nous lui fîmes remarquer que notre méthode électrique était encore trop nouvelle pour l'exposer à la critique de nos confrères et même d'un certain public, qui ne manqueraient pas de nous blâmer, ce qui ne nous inquiéterait guère, si le blâme contre les inventeurs de la nouvelle méthode ne retombait de tout son poids sur la méthode elle-même. Elle ne trouva pas notre excuse suffisante, et nous dit qu'un médecin consciencieux doit tout tenter pour éloigner la mort. Nous nous rendîmes à cette requête.

Traitement. — Le pôle positif fut appliqué sur les ganglions lombaires de la manière suivante : le réophore fut entouré d'un chiffon blanc imbibé d'eau ; il fut posé sur les ganglions lombaires, en soulevant légèrement la malade. Toutes les électrisations faites au lit sont pratiquées de la même manière ; il est bien entendu que le pôle positif sera placé sur celui des ganglions qui correspondent à l'organe malade ; de cette manière, le malade ni l'opérateur n'éprouvent de fatigue. Ayant donc placé le pôle positif en arrière et le négatif sur l'hypogastre, nous mîmes les courants en action. Après quelques minutes d'attente, des contractions très-prononcées furent faciles à constater au toucher et même à la vue ; quinze minutes plus tard, la malade ouvrait les yeux et put dire difficilement : je ne sais pas où je suis. L'opération fut continuée environ une demi-heure, ce qui faisait en tout une heure. Quand l'application commença, le ventre était très-ballonné ; il resta dans le même état jusqu'au lendemain. Les jours suivants, deux électrisations d'une demi-heure chaque jour eurent lieu.

Vers le huitième jour, la malade se trouvait bien ; seulement elle était très-affaiblie, sans doute à cause de l'hémorragie utérine qui paraît avoir été le début de sa maladie ; le ballonnement du ventre et les douleurs violentes qu'elle avait éprouvées après la cessation de l'hémorragie, avant la perte de connaissance qui existait encore lors de notre première visite, ne nous laissent aucun doute sur l'existence d'une métropéritonite. Nos renseignements nous apprirent que tous ces désordres étaient dus à des manœuvres pour amener une fausse-couche. La cessation trop brusque de l'hémorragie, sous l'influence de la glace, nous paraît avoir joué un rôle très-nuisible. Il existe tant de bons hémostatiques, que nous serions tenté de proscrire la glace dans les cas semblables.

Lorque les praticiens auront essayé l'action de l'électricité contre les hémorragies, nous sommes persuadé qu'ils ne chercheront plus d'autres moyens. Du reste, nous traiterons plus loin des hémorragies en général, et de celles qui surviennent après les couches et les fausses-couches, quand le délivre n'a pas été expulsé.

LETTRE XLIV.

Soixante-cinquième observation.

On nous fit appeler il y a environ trois ans pour donner des soins à une Américaine. La malade avait fait une fausse couche de quatre mois, la délivrance n'avait pas été effectuée, une perte utérine était assez considérable depuis plusieurs heures. Aucune contraction n'avait lieu, le seigle ergoté fut essayé sans succès ; nous eûmes recours à l'électrisation. Un quart d'heure suffit pour amener des contractions assez puissantes pour expulser le placenta qui fit aussitôt cesser l'hémorragie. Non-seulement l'application de l'électricité est d'une grande utilité, on pourrait presque dire infaillible dans les cas semblables ; mais elle n'est pas moins puissante quand il s'agit de ranimer des contractions naturelles, quand les forces de la femme en couches sont languissantes et les contractions insuffisantes pour amener l'accouchement à bonne fin. Nous connaissons un accoucheur qui se trouve si satisfait, qu'il déclare qu'il renoncerait aux accouchements s'il était privé de l'usage de l'électricité.

Nous croyons que ces deux observations sont suffisantes pour guider les praticiens qui voudront expérimenter notre moyen.

LETTRE XLV.

Maladies inflammatoires de la vessie.

Les rétentions d'urine sont la plupart du temps dues à l'inflammation du col de la vessie. Quand nous rencontrons une affection de ce genre, nous essayons d'abord de l'électricité au lieu de la sonde. Dans une foule de cas, dans lesquels nous avons eu recours à ce moyen, nous n'avons pas eu un insuccès, et quand nous avons eu la bonne chance de continuer le traitement, nous avons eu une guérison complète. Si les praticiens emploient les mêmes moyens que nous, la sonde sera bien moins employée, et par conséquent, bien des douleurs seront évitées.

Soixante-sixième observation.

L'année dernière (1868), nous eûmes occasion de voir un accident grave causé par une fausse route;

cependant la sonde était conduite par des hommes de grande réputation. Le malade avait été guéri par nous d'un rhumatisme chronique de presque tout le côté gauche du corps, le rognon de ce côté avait été lui-même atteint, les douleurs dans cette région étaient quelquefois intolérables ; il y avait cinq ans que ce mal avait commencé. Pendant quelques années le malade vaquait péniblement à ses affaires, mais depuis cinq mois il ne quittait plus le lit ou le fauteuil sur lequel on l'étendait. La guérison ne fut pas facile, parce que les forces étaient presque anéanties ; d'un autre côté, nous avions affaire à un homme de quarante ans, d'un tempérament lymphatico-nerveux, d'une constitution faible ; il paraît qu'il avait été maladif depuis sa naissance. Après huit mois de traitement la guérison était complète, il paraissait aussi vaillant que s'il n'avait jamais été malade. Nous étions au moment où tout le monde fuit Paris pour aller respirer l'air réparateur de la campagne, il partit pour sa villa ; après quelques semaines de séjour, il fut pris d'accès de fièvre intermittente, qui diminuèrent ses forces et rendirent l'appétit presque nul. On triompha de la fièvre au moyen de sulfate de quinine, mais quelques douleurs survinrent du côté de la région rénale, les urines charriaient quelque gravelle urique. A cette époque il nous fut impossible d'aller soigner le malade, un autre médecin fut chargé de faire suivre un traitement peut-être par trop actif. Ce praticien s'i-

magina qu'il existait un calcul vésical, il fit appeler
un spécialiste qui pratiqua l'opération du sondage et
produisit un désordre grave dans le canal de l'urètre
et au col de la vessie. Ces désordres s'aggravèrent
de jour en jour et amenèrent une fièvre pectique,
qui ne cessa qu'avec la vie du malade qui s'éteignit
après six semaines de souffrances.

Soixante-septième observation.

Il y a environ huit ans nous fûmes appelé, près
d'un malade qui n'avait pas uriné depuis dix-huit
heures : la vessie était remplie d'urine, le malade faisait des efforts pénibles, mais en vain ; le membre
viril était d'une difformité surprenante, il ressemblait
à une corde nouée.

A la précédente attaque que ce malade éprouva, il
fut impossible de passer une sonde ; il fut laissé dans
un bain tiède pendant toute une journée. A ce moment la sonde passa et produisit une quantité d'u-
rine. Dans le dernier cas, les mêmes moyens furent
employés sans succès : c'est alors que nous fîmes
l'application de l'électricité sur l'hypogastre et au
périné, à la naissance de la verge ; après moins
d'une heure d'électrisation, l'urine prit son cours.
Pourtant il nous parut indispensable de continuer
nos applications au périné, dans le but de faire disparaître le rétrécissement qui existait depuis longtemps, mais qui ne devenait si redoutable que lors-

15.

que le malade, oubliant la tempérance, faisait des abus alcooliques : le traitement fut continué pendant une vingtaine de jours. A ce moment le jet de l'urine était revenu à l'état normal. Nous n'avions pas revu le malade pendant six ans, quand il y a deux ans, il vint nous remercier de l'avoir délivré de sa cruelle infirmité, et nous affirma qu'il ne s'écartait jamais du régime que nous lui avions prescrit.

Soixante-huitième observation.

Un vieux propriétaire de province, âgé de 70 ans, vint réclamer nos soins il y a environ dix-huit mois. Il était atteint d'une incontinence d'urine et de rétention alternant l'une avec l'autre. Une célébrité spécialiste lui faisait suivre un traitement depuis plusieurs mois, il lui passait la sonde tous les jours. Ayant rencontré un malade qui avait été guéri par nous de la même affection, il vint à Paris. Dès sa première visite nous eûmes recours à notre traitement, et après la huitième application, une grande amélioration avait lieu. La rétention n'existait plus, mais la nuit, pendant le sommeil, l'urine était encore rendue involontairement. Le traitement fut continué pendant six semaines, l'incontinence diminua graduellement jusqu'à ce moment pour ne plus reparaître. Ce succès nous causa de l'étonnement, car nous avions affaire à un vieillard encore robuste, il est vrai ; mais à cette époque de la vie, la vitalité est peu puissante.

LETTRE XLVI.

Soixante-neuvième observation.

En 1866, au mois de janvier, un ancien constructeur de maisons, retiré des affaires, âgé de 61 ans, d'une constitution robuste, se présenta à notre consultation. Il avait le testicule gauche gros comme le poing, d'une dureté de pierre, il urinait très-difficilement ; il éprouvait de la douleur au col de la vessie au moment du passage de l'urine, le testicule n'était pas douloureux au toucher. Il y avait des années que le mal avait commencé, il n'était arrivé au volume actuel que lentement ; le point de départ avait eu lieu au col de la vessie, probablement à la suite d'une urétrite aiguë.

Ce monsieur, bien que prévenu par nous, que la guérison se ferait longtemps attendre, si jamais elle avait lieu, s'empressa de se soumettre à notre traitement. « Tout ce que j'ai fait pour me guérir est incalculable, nous dit-il ; plusieurs médecins m'ont affirmé que le seul moyen de salut était l'ablation du testicule. Tout le mal sera-t-il enlevé après cette opération ? reprit le malade. Sur la réponse négative de leur part, je ne consentis pas à l'opération. »

Traitement. — Une application électrique fut pra-

tiquée chaque jour pendant une heure; non-seulement le testicule fut soumis aux courants électriques,
mais aussi le col de la vessie. Il fallut environ un
mois pour constater de l'amélioration. A partir de
ce moment, il se fit un progrès apparent vers la guérison; la dureté du testicule diminuait à vue d'œil,
son volume était sensiblement moindre, la douleur
qu'éprouvait le malade lors de l'émission des urines
avait à peu près cessé, le jet de ce liquide était naturel, ne sortant plus en tire-bouchon. L'heure que
nous dépensions pour les deux régions fut tout entière employée pour le testicule. Le traitement dura
quatre mois, le testicule n'avait plus guère que le
volume normal; le malade n'étant plus gêné en marchant ou en courant, cessa de venir. Nous avons eu
occasion de revoir souvent ce malade, il n'a jamais
éprouvé de récidive, pas même la moindre gêne du
côté des parties malades.

Soixante-dixième observation.

Un ingénieur civil nous fit appeler vers la fin de
1863. Il ne pouvait uriner, la vessie était complète-
ment remplie. — Vite la sonde, docteur! disait-il. « Si
nous obtenions le même résultat sans la sonde, ré-
pondîmes-nous?—N'importe! hâtez-vous. » Il fut immédiatement soumis au traitement électrique, d'a-
près notre méthode, et un quart d'heure suffit pour
donner un large cours aux urines.

Paralysies causées par des hémorragies cérébrales ou apoplexie.

Nous avons souvent entendu dire que l'électricité avait de beaux triomphes, appliquée à la guérison de ces maladies. Il est possible qu'elle ait produit des guérisons, mais elle en aurait produit un bien plus grand nombre si elle avait été employée le plus près possible de l'attaque. Les auteurs qui ont si malheureusement induit en erreur en conseillant de n'avoir recours à ce moyen que six mois après l'attaque, prétendent que ce fluide accélère la circulation du sang; par conséquent, il faut remettre à six mois la première application électrique, époque à laquelle beaucoup de ces maladies ne sont plus guérissables, surtout chez les vieillards. Une autre circonstance malheureuse, c'est que quelques malades, pendant ce laps de temps, ont une nouvelle attaque. Si on eût évité de faire des théories qui ne reposent sur rien, excepté sur l'imagination de leurs auteurs, on aurait agi tout autrement, c'est-à-dire, que l'électricité eût été employée le plus près possible de l'attaque. Une pratique nombreuse justifie pour nous la protestation que nous venons de faire; mais nous allons donner les raisons qui convaincront nos confrères, du moins nous l'espérons, attendu qu'elles sont basées sur des principes, et non sur de vagues hypothèses.

L'électricité accélère la circulation sanguine, mais en est-il toujours ainsi? Pour celui qui connaît la dualité de ce fluide et la nature si différente des propriétés des deux électricités, il n'admettra pas que le fluide négatif accélère la circulation; au contraire, il la ralentit, en vertu de sa puissance contractible qui rapproche les molécules les unes des autres, diminue le volume des parties où se passe l'action électrique négative. Où donc voit-on le danger de l'accélération du sang? puisqu'il peut être constaté par tout homme plus ou moins au courant de la physique et de la chimie, que ce sont là les propriétés de l'électricité négative. Tout n'est pas faux dans la crainte des auteurs que nous venons de citer; en effet, si au lieu d'appliquer le fluide négatif, on avait recours au positif, alors les craintes en question seraient légitimes, car le fluide positif éloigne les molécules les unes des autres, accélère la circulation. Mais, d'après notre méthode, on peut employer au choix le pôle positif ou le négatif, c'est-à-dire, d'après la nature de l'affection.

Quand nous avons à traiter une paralysie par hémorragie cérébrale, nous employons toujours le fluide négatif sur les parties paralysées, et le positif sur l'un des ganglions inférieurs du cou. Nous répétons encore qu'il faut que le malade ressente le frissonnement dont nous avons souvent parlé. Le malade devra supporter la force qu'il pourra endurer sans douleur. Nous introduisons dans nos réophores des éponges légèrement imbibées d'eau chaude ou froide, selon la sensibilité du patient ; il faut qu'elles soient seulement humides, sans cela l'eau coulerait et gênerait le malade. Nous nous exposons à passer pour méticuleux, mais qu'importe, si ces minuties ont leur utilité ; le pronostic peut se baser sur l'ancienneté de la maladie, la constitution du malade et l'état plus ou moins normal des autres organes.

Dans les deux mois qui suivent l'attaque, le traitement dure très-peu : une quinzaine de jours, en électrisant une fois par jour ; nous avons vu plusieurs vieillards de 60 à 70 ans guérir en une quinzaine comme des hommes jeunes.

Les malades atteints depuis quatre à cinq mois attendent plus longtemps la guérison (environ un mois). Quand la maladie date d'un an, beaucoup de sujets ne guérissent pas. Nous croyons que l'insuccès est dû au défaut de persévérance ; ce qui nous le fait supposer, c'est qu'ayant traité une jeune femme de 30 ans, nous l'avons vue guérir après avoir été hémiplégique pendant sept ans. La guérison n'a eu lieu qu'après un traitement très-long (environ huit mois).

Nos lecteurs seront peut-être surpris qu'en appliquant l'électricité sur les muscles paralysés, l'action curative se communique au cerveau, seule partie malade, car la paralysie n'est qu'un syptôme. Les auteurs qui ont fait craindre de graves accidents de la part de l'action réflexe n'ont ni vu, ni deviné que c'est précisément ainsi que s'opère la guérison de la lésion cérébrale.

LETTRE XLVII.

Soixante-et-onzième observation.

En 1860, lorsque nous étions à Constantinople, un vieux pacha turc fut atteint d'une paralysie très-grave qui avait aboli la parole et l'usage des membres du côté droit (hémiplégie). Malgré ses 70 ans, on usa l'argement des émissions sanguines. Le lendemain de l'attaque il était dans le même état que la veille ; les médecins qui le soignaient avaient prévenu la famille qu'il n'y avait aucun espoir, attendu qu'il avait déjà éprouvé deux attaques assez fortes avant celle-ci. Nos nombreux succès avaient beaucoup fait parler de notre méthode.

Nous fûmes appelé près du malade ; notre pronostic fut loin d'être rassurant, attendu que nous n'avions jamais rencontré un pareil cas. Les médecins insistèrent beaucoup pour que nous fissions une tentative. Une application électrique fut pratiquée séance tenante, la connaissance du malade qui était presque abolie parut s'améliorer un peu ; cette première opération nous fit bien augurer de l'avenir. Après neuf jours de traitement, la maladie n'existait plus dans le bras et la jambe, la parole restait difficile ; la langue fut électrisée chaque jour, la parole ne revint qu'après un mois de traitement. Nous avons su depuis que les médecins croyaient avoir affaire à un cas désespéré. Nous espérons que nos confrères méditeront ce résultat inattendu et agiront en conséquence, lorsqu'ils rencontreront un cas semblable.

Nous avouons que depuis vingt ans que nous avons commencé à pratiquer la médecine électrique, nous n'avons pas rencontré de cas semblable.

Soixante-douzième observation.

Un maître maçon, âgé de 66 ans, se soumit à notre traitement vers le mois d'avril 1867 ; il était atteint d'une hémiplégie du côté gauche : la constitution du malade est vigoureuse, son tempérament est sanguin, il n'avait jamais éprouvé de maladie auparavant. L'attaque a eu lieu il y a environ deux mois ; il paraît découragé, il ne dort et ne mange presque plus. Le bras paralysé ne peut exécuter aucun mouvement, les doigts sont aussi inertes que le bras ; mais la sensibilité est augmentée, le malade accuse de la douleur dans toute l'étendue du membre. Tous les autres symptômes étaient ceux d'une paralysie par hémorragie cérébrale ; le membre inférieur exécutait quelques légers mouvements et n'éprouvait aucune douleur.

Traitement. — Une première application électrique

eut lieu immédiatement ; après cette électrisation le malade leva son bras et porta sa main au-dessus de sa tête. Le traitement fut continué tous les jours pendant quinze jours, époque à laquelle il n'existait plus aucun vestige de la paralysie. Nous avons vu souvent ce malade qui n'a rien ressenti depuis cette époque ; l'âge du malade et la gravité de l'affection n'ont pas été un obstable à la promptitude de la guérison.

En regard de cette guérison si prompte, bien qu'elle ait eu lieu chez un vieillard, citons un cas d'insuccès chez une dame âgée de 76 ans. Cette dame était atteinte d'une hémiplégie du côté gauche. Au moment de notre première visite (1862), il y avait sept ans que l'attaque avait eu lieu, les autres parties du corps conservaient un certain embonpoint ; la malade mangeait assez bien, les membres affectés étaient très-amaigris, la jambe surtout était très-froide, le pied gonflé et également froid.

Nous ne voulûmes pas accepter de traiter cette malade, assurément incurable ; mais le mari s'était imaginé que l'électricité pouvait triompher de toutes les paralysies. Nous eûmes beau lui faire remarquer que nous ne tentions pas l'impossible, car nous compromettrions notre méthode, et que de plus, nous agirions contre l'intérêt des familles, en leur imposant des frais en pure perte. Je prends sur moi, ajouta le mari, tous les reproches qui pourraient vous être adressés. Nous fîmes la première électrisation ce jour-là même ; elles furent continuées tous les jours, pendant environ une heure. Au bout du mois, nous avions obtenu de la chaleur presque normale, dans la jambe et le pied ; mais le mouvement était resté nul. Persuadé que nos efforts étaient inutiles, le traitement fut abandonné ; mais le mari nous supplia de continuer. Nous fûmes, pour ainsi dire, forcé de revenir au traitement qui fut continué un nouveau mois, mais avec le même insuccès.

LETTRE XLVIII.

Soixante-treizième observation.

La personne qui fait le sujet de cette observation est un jeune homme de 18 ans, d'une constitution très-robuste ; il se présenta à notre consultation dans le commencement de janvier 1867. Il nous raconta qu'il avait reçu dans l'œil droit un coup de fleuret, d'un camarade qui faisait des armes avec lui ; il n'avait que quinze ans, lorsqu'il éprouva cet accident, par conséquent il y avait trois ans que cet accident était arrivé.

État actuel : paralysie du côté gauche, il n'y a que certains mouvements de possible ; il marche péniblement en traînant la jambe ; la main est gonflée, froide et crevassée en plusieurs endroits. Le globe de l'œil n'avait pas été atteint par le fleuret, on n'apercevait pas la pupille ; elle était fixée dans le grand angle de l'œil. Par une certaine pression avec ses doigts, le jeune homme la ramenait en avant; elle était brouillée, mais elle permettait au malade de distinguer confusément de gros objets. La jeunesse et la vigueur du jeune homme nous engagèrent à lui faire suivre notre traitement, mais en faisant remarquer qu'il n'y avait qu'une longue persévérance qui pût amener la guérison.

Le traitement fut commencé ce même jour; rien de nouveau pendant les quinze premiers jours, seulement le froid était moindre dans les parties paralysées. Au bout d'un mois, la jambe paraissait avoir repris un peu de force; le malade traîne moins la jambe, la chaleur est presque normale partout où il n'existait que du froid, le gonflement et les gerçures de la main avaient disparu.

Beaucoup de mouvements des membres n'étaient encore qu'incomplets.

Les applications eurent lieu tous les jours, pendant une heure; le jeune homme manqua très-rarement.

En trois mois la guérison était complète, la pupille avait repris sa transparence; le jeune homme distinguait facilement les objets assez petits, seulement la déviation de l'œil était la même que le premier jour; nous laissâmes le reste à un oculiste.

Nous n'avons pas connu le résultat de l'oculiste; le jeune homme, habitant loin de Paris, a oublié de nous tenir au courant des événements.

Soixante-quatorzième observation.

Un constructeur de bâtiments réclama nos soins au mois d'avril 1863. Ce malade est âgé environ de 45 ans; il est d'une constitution robuste et d'un tempérament nervoso-sanguin, il est atteint d'une hémiplégie gauche depuis trois mois. Le traitement, quoique intelligent, n'a amené aucun changement favorable dans son état; la première électrisation produisit un effet sédatif. Auparavant il éprouvait des impatiences qui auraient pu amener des désordres cérébraux, si elles eussent duré plus longtemps. La nuit qui suivit cette opération fut beaucoup plus calme, il eut même passablement de sommeil; de jour en jour l'amélioration se prononça jnsqu'à la douzième opération, où la guérison était complète.

Soixante-quinzième observation.

Au mois de janvier 1867, un employé de chemin de fer vint réclamer nos soins pour une hémiplégie gauche. Il était âgé de 40 ans, d'une robuste constitution, d'un tempérament nervoso-sanguin; il avait été électrisé par son médecin, qui n'obtenait pas de résultat satisfaisant, et confia à la dame de ce malade un appareil électrique, qui, pour hâter la guérison, mettait plusieurs fois par jour son mari à la torture, en appliquant l'électricité comme les corneilles abattent des noix ; et probablement que le médecin n'avait pas agi plus intelligemment, puisqu'il n'avait amené aucune amélioration pendant quatre mois qu'avait duré le traitement. L'hémiplégie avait commencé il y avait environ un an.

Le malade nous dit que depuis qu'il était soumis aux courants électriques plusieurs fois par jour, il sentait une grande agitation et du trouble dans ses idées, et que ses forces loin d'augmenter allaient en diminuant. Ces symptômes l'effrayèrent, et il avait cessé de se faire torturer déjà depuis quelque temps, quand il vint nous consulter. Cette observation peut donner une idée des dangers qu'on fait courir aux malades, quand le traitement est fait sans la connaissance des principes qui président à l'action électrique.

Traitement. — Une application électrique fut pratiquée immédiatement après cette consultation ; elle dura une heure, et fut répétée chaque jour. L'étonnement du malade fut grand, quand il sentit dans tout son être un apaisement marqué pendant qu'il était sous l'influence de nos courants ; en quelques jours ses idées noires et son agitation nerveuse avaient fait place à l'espérance de se voir enfin délivré de son affection.

Le traitement dura deux mois ; à cette époque, il ne restait plus que deux doigts de la main qui n'obéissaient pas toujours à sa volonté. Le traitement fut continué encore pendant un mois, deux fois par semaine, et à ce moment tout était rentré dans l'ordre.

LETTRE XLIX.

Soixante-seizième observation.

Au commencement de mars 1862, nous fûmes priés d'aller visiter une jeune fille, âgée de 22 ans, d'une constitution robuste, d'un tempérament nervoso-sanguin. Elle était atteinte d'une hémiplégie par cause d'hémorragie cérébrale; le bras gauche ne pouvait exécuter que de très-légers mouvements, le membre inférieur du même côté était un peu moins paralysé. La maladie remontait à trois ans.

La jeune personne paraissait tombée dans un profond découragement : elle ne voulait presque plus quitter le lit. Sa jeunesse et sa constitution, éléments favorables à la guérison, nous firent accepter d'entreprendre le traitement, sans oublier de prévenir la famille que la guérison ne pourrait être opérée qu'après un long traitement de plusieurs mois.

Nous commençâmes immédiatement. Les sensations que le fluide électrique fit ressentir à la malade lui furent agréables et déridèrent un peu son front; chaque jour, elle attendait avec impatience notre arrivée. Vers la quinzième électrisation, la paralysie avait passablement diminué au membre inférieur ; elle pouvait faire quelques pas dans sa chambre soutenue par quelqu'un. Les progrès furent très-lents malgré l'amélioration précoce des premiers temps ; mais cette marche progressive vers la guérison ne fut point stationnaire. Ce ne fut qu'au bout de deux mois et demi que la guérison fut complète.

Les exemples nombreux de guérisons que nous avions obtenus avant de donner nos soins à cette jeune personne nous donnaient presque la certitude du succès, pourvu que la persévérance ne nous fît pas défaut. Nous avons la persuasion que presque toutes les paralysies sont guérissables par notre méthode, excepté celles qui affectent les individus dont la constitution est profondément détériorée ou qui sont atteints de quelques maladies incurables, siégeant dans un ou plusieurs organes essentiels à la vie, comme les poumons, le cœur, etc. Lorsque la paralysie date de plus d'une année chez un vieillard, il n'y a pas grand espoir de succès ; dans ces divers cas, on peut toujours soulager le malade sans promettre la guérison.

Soixante-dix-septième observation.

Un architecte réclama nos soins pour une hémiplégie du côté droit ; l'attaque avait eu lieu dans le mois de décembre 1867 et nous étions en mars de l'année suivante, elle datait donc de plus de quatre mois. État actuel : le malade est âgé de 68 ans ; sa constitution a du être robuste autrefois, elle n'est pas très-mauvaise actuellement pour un homme de cet âge.

Il nous apprend que son père, ses frères et son fils sont morts de la maladie dont il est atteint. Une première électrisation eut lieu ce jour-là, mais comme le malade demeurait à la banlieue il nous fut impossible d'électriser tous les jours ; les électrisations n'eurent lieu que de deux jours l'un, et quelquefois nous laissions trois jours d'intervalle. Malgré le peu de fréquence de nos applications, au bout d'un mois le malade marchait dans sa chambre, difficilement il est vrai ; il était soutenu par quelqu'un. Huit jours plus tard, il marchait seul avec une canne ; il montait chez ses locataires sans l'aide de personne. Cependant la jambe et le bras n'étaient pas à l'état normal ; malheureusement des circonstances importantes nous forcèrent de quitter Paris pour quatre mois. A notre retour, il y avait peu de progrès vers la guérison, mais il n'y avait pas eu de rétrogradation.

Soixante-dix-huitième observation.

Un riche propriétaire, habitant une maison de campagne à six lieues de Paris nous fit appeler au mois d'octobre 1864. Il était âgé de 66 ans et atteint d'une hémiplégie du côté droit, due à la même cause que les précédentes. La parole est difficile, l'intelligence n'est pas tout à fait à l'état normal. L'attaque apoplectique a eu lieu il y a cinq mois.

Une application électrique est appliquée et répétée chaque jour ; cinq jours étaient à peine écoulés qu'un mieux sensible était évident.

A partir de ce moment, l'amélioration eut une marche progressive lente, mais sans arrêt; cette lenteur nous parut devoir être attribuée à l'âge et à l'état de faiblesse ou il était tombé. Vers le vingtième jour, le malade pouvait faire quelques pas dans ses appartements, soutenu par sa garde; ses idées n'étaient plus tristes, sa mémoire avait beaucoup gagné. A la fin du premier mois de traitement, il marchait seul, n'ayant d'autre aide qu'une canne. Malgré ce progrès remarquable, il nous parut prudent de ne pas abandonner le traitement; il fut continué tout le mois suivant, mais seulement de deux jours l'un et souvent deux fois par semaine.

A cette époque le malade n'était plus reconnaissable, il avait rajeuni de dix ans.

La gravité de cette maladie était telle que nous avions des doutes sur le complet rétablissement du patient. Nous croyons que la persévérance du traitement jusqu'à complète abolition de tous les symptômes rend bien compte du résultat obtenu ; beaucoup de malades nous abandonnent dès qu'ils se voient en état de marcher et de s'occuper de leurs affaires.

LETTRE L.

Soixante-dix-neuvième observation.

Une dame d'une cinquantaine d'années vint nous consulter au commencement d'octobre 1862. Elle était atteinte d'une hémiplégie du côté gauche ; cette affection datait d'environ dix ans : sa constitution est robuste ; le bras n'exécute que peu de mouvements, la chaleur de ce membre est bien moindre qu'à l'autre ; le membre inférieur conserve sa chaleur normale. La malade peut marcher mais péniblement au moyen d'une canne.

Notre première idée fut de ne point entreprendre ce traitement, le cas nous paraissait sans espoir de succès. Questionnée par nous pour savoir si elle se sentait le courage de suivre notre traitement pendant sept ou huit mois, elle répondit qu'elle aurait toute patience si elle voyait la moindre amélioration dans le premier mois.

Le traitement électrique fut commencé. En moins d'un mois, une amélioration très-marquée avait lieu; la chaleur normale du bras était revenue; la diminution de la paralysie se faisait lentement, mais elle était évidente. Les applications eurent lieu tous les jours pendant trois mois; à cette époque nous marchions à une guérison certaine et prochaine.

La malade, qui n'était pas Française, fut informée

qu'un des membres de sa famille était mourant ; elle
partit immédiatement pour son pays. Nous regrettons
vivement de n'avoir pu achever cette cure.

Cette observation est citée à l'appui de la persuasion que nous avons qu'un bien plus grand nombre
de malades obtiendraient une guérison complète,
s'ils ne manquaient pas de persévérance.

Quatre-vingtième observation.

Une dame américaine, habitant Paris, âgée d'une
trentaine d'années, désirant essayer de notre traitement dont elle avait entendu faire l'éloge, nous fit
appeler au mois d'octobre 1864 ; elle était atteinte
d'une hémiplégie du côté gauche, le début de l'affection remontait à sept ans. Les nombreux traitements
qu'elle a suivis n'ont produit aucune amélioration ;
elle n'a rien négligé pour se guérir, dit-elle. Malgré
·l'ancienneté de la maladie, nous consentîmes à entre-
treprendre ce traitement, espérant que la jeunesse et
la bonne constitution nous seraient d'un grand
secours. État actuel : les mouvements du membre
inférieur sont encore assez étendus pour permettre à
la malade de marcher très-difficilement, appuyée sur
un bras étranger. Le membre supérieur est froid, surtout l'avant-bras qui est très-amaigri, les mouvements de tout le membre sont très-bornés, les doigts
en sont tout à fait privés.

Le traitement fut commencé immédiatement et

continué tous les jours ; deux semaines s'étaient à
peine écoulées qu'un grand changement s'était opéré
dans l'état général. La maigreur de tout le corps était
assez prononcée au moment de notre première visite, l'appétit laissait beaucoup à désirer ; la malade
s'était laissée aller à un profond découragement. En
quinze jours nous avions fait renaître assez d'appétit,
la physionomie était redevenue calme ; on pouvait
constater que l'espérance avait remplacé le découragement ; la malade se sentait plus forte, elle s'ap-
puyait moins sur le bras de sa garde. Rien d'apparent
ne s'était passé dans le membre supérieur, excepté
qu'il devenait chaud pendant qu'il était sous l'influence de nos courants électriques. Les applications
furent continuées presque tous les jours jusqu'au
commencement de mars : à cette époque la paralysie
du membre inférieur avait presque complétement
cessé, l'embonpoint normal était évident, mais le
membre supérieur n'avait rien gagné en mouvements ; seulement il avait perdu beaucoup de sa
maigreur ; la chaleur s'y conservait assez longtemps
après l'opération. Certaines circonstances nous firent
suspendre le traitement qui ne fut repris qu'au mois
d'octobre ; ces deux nouveaux mois amenèrent la
guérison du bras comme de tout le reste. Combien
de paralysies ne sont point guéries faute de persévérance. Nous savons que tout le monde n'a pas les
ressources nécessaires ; nous publions cet ouvrage
afin qu'une fois notre méthode adoptée dans les hôpi-

taux, les personnes qui ne sont point favorisées de la fortune puissent y trouver leur guérison sans bourse délier.

LETTRE LI.

Quatre-vingt-unième observation.

Une vieille dame grecque vint suivre notre traitement en avril 1862; elle était atteinte d'une hémiplégie du côté droit. Cette dame paraissait assez vigoureuse et beaucoup plus jeune qu'elle ne l'était réellement. Nous nous trouvions en face d'une nouvelle difficulté, l'ancienneté de la maladie. Nous demandâmes à la malade si elle aurait la patience, car le traitement serait très-long. Je l'aurai, dit-elle, pourvu que dans le premier mois j'éprouve de l'amélioration. A partir du quinzième jour, des progrès vers la guérison furent lents, mais sans interruption. Quinze jours plus tard, les mouvements des membres paralysés augmentaient à vue d'œil; le membre inférieur était presque délivré de la paralysie, le membre supérieur marchait beaucoup plus lentement vers l'état normal, et ce ne fut qu'au bout de quatre mois que tout était rentré dans l'ordre. Il n'est pas inutile de faire remarquer que la guérison de la paralysie du bras est beaucoup plus lente à obtenir que celle des membres inférieurs, cette connaissance est très-importante pour le pronostic.

Quatre-vingt-deuxième observation.

Un rentier retiré des affaires réclama nos soins au mois de mars 1864. Il y a quelques années, il fut atteint de rhumatismes articulaires aigus ; après plusieurs violentes attaques, il éprouva des palpitations considérables et beaucoup d'étouffement. A notre première visite il était paralysé de tout le côté gauche ; l'attaque apoplectique remontait à un mois. Ce malade était âgé d'environ 60 ans, d'un tempérament lymphatico-nérveux ; il est tombé dans un si grand découragement, qu'il avait essayé de se délivrer de ses maux par le suicide. Une première application électrique eut lieu immédiatement, chaque jour on la répéta. Vers le cinquième jour, une amélioration marquée avait lieu ; mais le malade nous fit remarquer que le cœur s'agitait comme le premier jour, tandis qu'à la deuxième application il avait été plus calme. Comme nous savions que l'hémorragie cérébrale avait été causée par la maladie du cœur, nous fîmes subir notre traitement au cœur. La nuit qui suivit la première opération sur cet organe fut moins pénible, les applications sur la région du cœur et sur les muscles paralysés furent continuées chaque jour ; à mesure que le cœur devenait plus calme la paralysie diminuait à vue d'œil ; cette marche progressive continua pendant environ une quinzaine de jours, époque à laquelle le malade éprouva un grand mouvement de colère qui remit tout en question. Une nouvelle attaque apoplectique eut lieu, aucun mouvement n'était possible dans les membres paralysés ; la parole était abolie, les muscles de la face du côté gauche étaient entièrement paralysés.

La première attaque n'avait agi que sur les muscles des membres, tandis que cette fois les accidents sont beaucoup plus graves. Notre visite après cet accident ne put avoir lieu que trois heures plus tard ; la personne qui vint nous informer de l'événement et nous prier de venir chez le malade nous prévint que nous trouverions probablement un cadavre. En arrivant nous trouvâmes l'état très-grave, mais peut-être pas au-dessus des ressources de notre méthode ; le cœur et les muscles paralysés furent soumis alternativement à nos courants. La connaissance parut renaître un peu ; le cœur était moins tumultueux. Le lendemain, le patient avait recouvré sa connaissance, le cœur était dans le même état que la veille après l'opération ; le même traitement fut suivi pendant une vingtaine de jours : pendant ce temps nous obtînmes des progrès visibles vers un heureux résultat. Enfin, vers le vingt-cinquième jour, le malade pouvait marcher dans son appartement, appuyé sur un bras étranger ; les mouvements des parties paralysées n'étaient pas complets, mais ils permettaient de reprendre bientôt l'état normal ; l'hypertrophie du cœur, bien que diminuée, ne laissait pas que de nous donner des inquiétudes, attendu que la source de tous les accidents était là. Comme l'hypertrophie est de nature rhumatismale et que nous avions combattu victorieusement des maladies de ce genre, nous fûmes loin de perdre courage; le malade fut prévenu par nous que le même traitement devrait être continué jusqu'à ce qu'il n'existât plus de palpitations et que la respiration cessât d'être courte. Nos soins quotidiens furent prolongés jusqu'à la fin d'un nouveau mois ; tout allait à notre satisfaction et à celle du malade, quand une attaque de goutte, à laquelle il était sujet, vint tout à coup nous alarmer. Il nous parut à craindre que le fruit de notre travail, si heureux jusque-là, ne fût perdu, attendu que nous savions que les accidents que nous venions de combattre victorieusement avaient pris naissance dans cette funeste source.

Toute notre attention et nos soins furent portés vers les parties affectées de goutte. Chez ce malade ce nétait pas la simple goutte du gros doigt du pied et de la jointure tibio-tarsienne, c'était ce que nous désignons sous le nom de rhumatisme goutteux ; elle avait envahi en une seule nuit beaucoup d'articulations des membres supérieurs et inférieurs. Ces parties étaient gonflées et d'une rougeur dénotant une inflammation aiguë ; il s'était déclaré dès le début une fièvre considérable, il nous fallut attaquer hardiment l'ennemi. Une application électrique d'une heure fut pratiquée. Nous avons donné dans le cours de cet ouvrage la manière de traiter la goutte par notre méthode, nous ne croyons pas nécessaire d'y revenir ici ; seulement, disons en passant que la goutte doit être traitée exactement comme le rhumatisme. Cette première opération rendit le malade plus calme, les douleurs des articulations avaient légèrement diminué ; aucun accident du côté du cœur ni du cerveau n'eut lieu, l'électrisation du lendemain diminua beaucoup la fièvre ainsi que les autres symptômes ; nos soins ayant été donnés une quinzaine de jours, le malade était rétabli.

Environ un an après la guérison le malade eut une légère attaque de goutte qui, prise à l'improviste par nos batteries, disparut en cinq jours et n'eut pas le temps de monter plus haut que le pouce et l'articulation tibio-tarsienne.

Cette observation mérite toute l'attention des praticiens.

LETTRE LII.

Des maladies du foie.

Nous ne nous occuperons que de celles qui sont guérissables par notre méthode. Le cancer et la cirrhose nous paraissent défier tout l'arsenal de la thérapeutique.

Quatre-vingt-troisième observation.

Nous allons nous occuper d'une affection dont

nous avons longtemps ignoré le siége, il s'agira du diabète.

Les auteurs qui ont essayé de l'indiquer, le plaçaient dans le canal digestif, sans désigner dans quelle partie de ce vaste canal. Notre diagnostic électrique nous le fit constater dans le foie. Nous avions déjà des tendances à le soupçonner dans cet organe, depuis la belle découverte du docteur Claude Bernard, relativement à la formation du sucre dans le foie. En effet, si c'est là le lieu où cette substance prend naissance, il est hors de doute que lorsqu'il y en a de formé d'une manière anormale, l'organe générateur ne soit dans un état pathologique plus ou moins grave.

Le premier malade qui se présenta à notre examen pour être traité de l'affection diabétique ressentait de la douleur dans le ganglion, qui correspond au foie; cette douleur augmentait beaucoup quand on exerçait de la pression avec les doigts. Ce signe nous eût suffi quand même nous n'aurions eu aucun renseignement pour nous faire connaître une maladie du foie sans pourtant nous indiquer quel genre de maladie; mais les autres symptômes ne manquaient pas : en effet, on pouvait constater du sucre en quantité dans les urines très-abondantes, une soif inextinguible malgré l'ingestion d'une quantité incroyable de liquide. La personne qui fait le sujet de cette observation était une dame d'une petite taille, d'une maigreur peu commune, âgée de 40 ans. Le début de sa maladie datait d'environ cinq ans. Dans le commencement, la malade n'éprouvait que de la soif et le besoin d'uriner souvent; mais depuis environ deux ans, le mal avait graduellement augmenté et était intolérable. Lors de notre premièr examen, elle était obligée d'uriner plus souvent que toutes les cinq minutes, par conséquent elle était à peu près privée de sommeil. Elle nous fit part d'une pensée qui l'obsédait, c'était la croyance en sa guérison, si on la laissait plongée dans l'eau froide pendant longtemps. Cette remarque nous fit penser au traitement hydrothérapique concurremment avec notre traitement : ces deux méthodes sont loin de se contrarier.

Nous fîmes la première application électrique en plaçant le pôle positif sur le ganglion qui correspond au foie; le négatif fut promené sur toute l'étendue du foie, en nous arrêtant plus longtemps sur les places où l'action se faisait le mieux sentir.

Chaque jour l'opération fut répétée; ce ne fut guère qu'après une dizaine d'applications qu'il fut possible de constater une certaine amélioration. En effet, la soif était moins cruelle et le besoin d'uriner moins fréquent; à partir de cette époque, l'amélioration alla toujours progressant. A la vingtième électrisation, la soif se rapprochait de l'état normal; les urines n'étaient plus abondantes et contenaient fort peu de sucre, il y avait passablement de sommeil la nuit. Nous avons oublié de mentionner de fréquents vomissements d'une matière filante; d'une couleur verdâtre, d'autres fois jaunâtre : ces accidents avaient disparu, la digestion se faisait assez bien ; mais la santé ne fut complétement rétablie qu'après un traitement de deux mois. Les applications électriques dans le dernier mois n'eurent lieu que tous les deux jours.

Quatre-vingt-quatrième observation.

Un négociant de Paris se présenta à notre consultation en décembre 1863. Il est âgé d'environ 50 ans, d'une bonne constitution, d'un tempérament bilioso-nerveux ; il est malade depuis environ dix ans. Il paraît qu'on n'a jamais pu lui dire le nom de sa maladie: il est très-amaigri, cependant il marche encore assez facilement; il se plaint de douleurs sourdes dans l'estomac, plus vives du côté droit; il ressent continuellement un malaise général. Les forces diminuent de jour en jour, cependant il mange et boit à chaque instant ; il est devenu d'une humeur difficile, hypocondriaque; il a de fréquents accès d'uriner sans que l'abondance de ce liquide soit considérable. Aucun soupçon de diabète ne nous vint à l'esprit; une inflammation de l'estomac nous parut probable.

Nous eûmes recours à notre diagnostic électrique. Les ganglions qui correspondent à l'estomac n'étaient pas sensibles à la pression avec les doigts : ce ne fut

17

pas un signe certain de l'état normal de l'estomac, car ce signe manque souvent dans les maladies anciennes.

Pour mieux nous assurer de la vérité, nous fîmes l'expérience suivante : le pôle positif fut appliqué sur les ganglïons qui correspondent à l'estomac et le négatif sur cet organe ; le frissonnement se fit sentir, mais légèrement. Ce résultat ne nous parut pas suffisant pour expliquer les désordres qui avaient lieu chez ce malade; une pression avec les doigts fut exercée sur tous les ganglions dorsaux sans faire éprouver de douleur. Ayant demandé au malade s'il ne ressentait jamais de douleur le long de la colonne vertébrale? Jamais répondit-il; mais seulement dans l'épaule droite. Ce fut pour nous un trait de lumière: nul doute que nous avions affaire à une affection du foie ; la percussion nous fit reconnaître une augmentation de volume dans cet organe.

Une première application électrique d'une demi-heure fut pratiquée immédiatement : le pôle positif fut posé sur le ganglion correspondant au foie et le négatif sur cet organe, le malade ressentit le frissonnement dont nous avons souvent parlé. Chaque jour l'opération fut pratiquée; à peine huit jours s'étaient écoulés, qu'une amélioration marquée s'était produite : les douleurs d'estomac avaient considérablement diminué, les envies d'uriner étaient moins fréquentes, la faiblesse se faisait moins sentir, les idées noires allaient en décroissant. Jusqu'ici nous ignorions à quelle espèce d'inflammation nous avions affaire; nous fîmes l'analyse de l'urine, elle contenait une quantité notable de sucre : l'affection était donc diabétique. Vers la fin de ce premier mois, les forces étaient presque normales, la peau surtout au visage avait perdu son aspect parcheminé et recouvré en grande partie le teint de la santé; l'appétit qui avait été insatiable avait beaucoup diminué, et le malade n'éprouvait plus l'entraînement vers les boutiques de boulangers et charcutiers. Un nouveau mois fut encore employé au traitement; à cette époque tout était rentré dans l'ordre. Nous eûmes de la peine à persuader au malade que tout traitement était désormais superflu, tant il avait crainte de voir renaître son affection qui pendant dix ans ne lui avait laissé ni trêve, ni relâche. Nous voyons assez souvent ce monsieur, qui n'a eu aucune récidive.

LETTRE LIII.

Quatre-vingt-cinquième observation.

M. le comte de B*** vint nous consulter en mars 1864 : il disait qu'il était atteint d'hypocondrie, que cette affection lui donnait non-seulement le plus grand désir de s'éloigner de la société, mais encore un grand dégoût de la vie. Il nous raconta que la cause de sa maladie était due à une vive émotion morale qu'il avait éprouvée à la vue d'un accident mortel arrivé dans sa famille (il y avait dix ans) ; il n'avait pas toujours joui de toute sa raison.

État actuel : le malade est âgé d'environ 45 ans, d'une robuste constitution et d'un tempérament lymphatico-nerveux ; il éprouve des douleurs à l'estomac ; ces douleurs sans être très-vives sont fatigantes. Une autre douleur se fait sentir à l'épaule droite et se continue dans la région du foie ; cet organe est augmenté de volume. Il dépasse de trois travers de doigt les dernières côtes, il est souvent constipé, les urines sont normales : selon nous, l'affection est une inflammation simple du foie.

Le malade fut soumis à une application électrique : il ressentit le courant électrique et le frissonnement tant de fois mentionné précédemment. Vers la cinquième application, le malade nous annonça qu'il ressentait moins l'accablement général qui lui avait causé tant d'ennui pendant des années. Quinze jours plus tard, les douleurs avaient beaucoup diminué : une certaine gaieté avait remplacée les idées noires qui reparaissaient quelquefois, mais n'étaient pas de longue durée ; le foie avait beaucoup diminué de volume. Peu à peu les symptômes disparurent et avec eux la maladie ; environ six semaines de traitement amenèrent cet heureux résultat.

Quatre-vingt-sixième observation.

Un négociant d'une grande ville du midi s'adressa à nous en septembre 1864 pour un malaise général, qui disait-il équivalait à une maladie, attendu qu'il était sans cesse sous l'influence d'idées noires qui lui rendaient pénible toute relation avec le monde. On dit, ajouta-t-il, que je suis hypocondriaque ; cet état dure depuis deux ans, malgré les nombreux traitements qu'on me fait suivre.

État actuel : ce malade est âgé de 42 ans, d'une forte constitution, d'un tempérament bilioso-nerveux. Excepté sa profonde tristesse, il ne paraît pas malade ; pourtant son teint est un peu couleur de parchemin ; il conserve le même embonpoint qu'avant ses souffrances.

Après avoir passé les organes importants qui ne nous parurent pas atteints de maladie, nous eûmes recours à notre diagnostic électrique qui nous fit constater une légère inflammation chronique dans le foie. Examiné par les moyens ordinaires, on ne trouvait aucune lésion appréciable : en effet, le volume de cet organe ne paraissait pas augmenté, il n'existait aucune douleur dans cette région. Pourtant quelques médecins consultés avaient reconnu une légère affection hépatique, opinion qui nous paraît avoir été basée plutôt sur l'existence de l'état hypocondriaque du malade que sur des signes d'un diagnostic précis et rationnel.

L'application de l'électricité par notre méthode, c'est-à-dire le pôle positif fut placé sur le ganglion correspondant au foie et le négatif promené sur toute l'étendue de cet organe ; le malade ressentit très-bien l'effet qui se produit dans tout organe malade. Après chaque électrisation, le malade éprouvait un bien-être qui augmentait chaque jour jusqu'à la vingtième et dernière électrisation.

Cette observation nous paraît intéressante en ce que des désordres, en apparence du moins très-légers, produisait tant de trouble dans tout l'organisme.

Quatre-vingt-septième observation.

Nous allons faire l'histoire d'une maladie du foie affectant une dame âgée de 40 ans, d'une forte constitution, d'un tempérament lymphatico-nerveux. Elle a toute l'apparence d'une personne en bonne santé ; malgré ce bel aspect, elle est atteinte assez souvent, deux ou trois fois par mois, de ces crises affreuses qui dénotent la présence de calculs biliaires dans le foie. Ces intolérables souffrances, après environ trois heures de durée, cessent tout à coup, ne laissant aucun vestige de leur présence pendant tout l'intervalle qui sépare les crises. Il y a une dizaine d'années qu'elle a éprouvé les premières atteintes, mais les souffrances étaient moindres et plus rarement ressenties. C'était la première fois que nous avions l'occasion de rencontrer ce genre d'affection, depuis que nous traitions toutes les maladies par l'électricité. Nous ignorions si nous avions affaire à une affection positive où négative, c'est-à-dire inflammatoire ou non; aucun symptôme ne nous renseignait à cet égard. Nous nous disions qu'une maladie qui ne laisse aucun vestige de sa présence après la cessation de chaque accès n'était probablement pas une inflammation; nous étions aussi embarrassé sur la cause qui donne naissance à ces calculs. Une inflammation chronique ne fait pas constamment éprouver de grandes douleurs, mais elle peut toujours être reconnue par quelques signes, même lorsqu'elle est dans un état d'apaisement, tandis qu'une crise produite par des calculs est tout à fait différente, comme nous l'avons fait remarquer précédemment.

Dans l'observation précédente, on a pu voir une affection, qui paraissait légère, produire un trouble profond et durable; tandis que des corps étrangers dans un organe aussi sensible, aussitôt la crise passée, laissent toutes les fonctions à l'état normal. Il est probable que si ces deux affections sont dues l'une et l'autre à l'inflammation, il est indubitable que ce sont les divers degrés de ce désordre pathologique et très-probablement les tissus d'un genre différent, affectés dans chaque cas, qui font cette différence. Immédiatement apres ce premier examen, nous eûmes recours à notre traitement électrique. Mais il nous fallut rechercher, en tâtonnant, laquelle des deux électricités devait être employée contre cette affection. Nous n'avions aucun renseignement par la pression sur les ganglions spinaux, probablement à cause de l'ancienneté de la maladie. La connaissance que nous avons que, sur cent cas de maladie, plus de soixante-dix fois le désordre est dû à la prédominance positive nous détermina à appliquer le pôle positif sur les ganglions et le négatif sur le foie où il fut légèrement promené en ayant soin, comme dans toute électrisation, de laisser le pôle beaucoup plus longtemps sur les endroits où se fait le mieux sentir le frissonnement. Le malade ressentit les effets qui nous indiquèrent que l'affection était positive. L'opération dura une demi-heure, le petit lobe parut le plus malade ; pourtant le courant se fit sentir dans les autres parties, mais d'une manière peu intense. Il nous fut impossible de constater s'il se produisait du mieux, attendu l'absence de symptômes dans l'intervalle des crises. La malade nous fît connaître qu'à l'époque menstruelle, la crise ne manquait jamais. Au commencement du traitement, il y avait encore dix jours jusqu'à l'époque en question ; les applications furent continuées une fois par jour. Enfin l'époque décisive arriva ; elle ne fut pas accompagnée de crises. Il nous parut prudent de ne pas abandonner le traitement. Il fut continué jusqu'à la nouvelle époque. Une application eut lieu, de deux jours l'un ; environ huit jours avant les règles, une crise eut lieu. La malade l'attribua à un refroidissement qu'elle éprouva, en sortant d'une soirée où elle avait passablement dansé. Comme elle allait beaucoup dans le monde, son régime n'était guère en harmonie avec sa maladie. Aussi le traitement dura deux mois et demi. Pendant cet intervalle elle eut quelques crises, mais bien moins fortes. La malade écouta nos conseils et n'a plus rien ressenti de sa maladie.

LETTRE LIV.

Quatre-vingt-huitième observation.

Si le cas précédent nous mit dans l'embarras relativement à sa nature positive ou négative, celui qui fait l'objet de l'observation actuelle présente tous les signes de sa nature positive, c'est-à-dire inflammatoire. En effet, la malade ressent une chaleur assez pénible dans l'épaule droite; la région du foie est également douloureuse. Cependant le volume de cet organe ne paraît pas sensiblement augmenté. La personne qui fait le sujet de cette observation est une dame d'environ 45 ans, d'une bonne constitution, d'un tempérament lymphatico-sanguin; son embonpoint paraît normal. Il est vrai que sa maladie ne remonte qu'à environ cinq ou six mois, et encore n'est-elle très-grave que depuis deux mois. Elle ne

sentit longtemps qu'un malaise général ; quand tout
à coup une crise affreuse éclata, la durée fut d'environ deux heures. Cette attaque se renouvela jusqu'à
trois fois par mois. Elle nous fit appeler dans le mois
de mars 1869. Les renseignements qu'elle nous donna,
joints aux symptômes dont nous avons parlé, ne nous
laissèrent aucun doute sur l'affection. C'étaient bien
des crises causées pur la présence de calculs biliaires.
Notre traitement électrique fut immédiatement mis
en usage pendant environ deux semaines. A cette
époque, les ganglions correspondants au foie n'é-
taient douloureux ni par la pression, ni sans pression.
Comme la maladie n'avait point, ou presque point,
altéré la constitution, la dame se crut guérie, et
malgré nos conseils de ne pas interrompre trop
brusquement le traitement, elle partit pour la campagne. Aux premières règles qui eurent lieu, survint
une première crise ; puis une seconde plus forte,
quinze jours plus tard environ. Enfin arriva l'époque
menstruelle qui fut accompagnée d'une grande crise
de trois heures de durée. La malade de retour à Paris,
dans le courant de juillet, a eu de nouveau recours
à notre traitement ; les douleurs de la région du foie
et des ganglions qui y correspondaient avaient reparu. En huit jours d'électrisation elle ne ressentait
plus rien. Cette fois, instruite par l'expérience, la
malade ne demanda plus à interrompre son traitement, lorsque, après environ un mois d'application
électrique quotidienne, la santé nous parut com-

plète, nous eûmes de la peine à en persuader la patiente.

Les affections du foie, dues à la présence de calculs biliaires, font éprouver momentanément de cruelles souffrances, mais elles ne paraissent pas altérer d'une manière marquée la constitution des personnes atteintes. Il y a bien longtemps, nous avions une jeune dame qui réclamait nos soins quand elle éprouvait ces crises ; nos essais restèrent toujours infructueux. Les crises ne diminuaient ni de fréquence, ni de gravité ; ayant voyagé pendant une dizaine d'années, nous revînmes à Paris. Le hasard nous fit rencontrer cette dame ; bien qu'un bon nombre d'années se fussent écoulées, nous nous reconnûmes réciproquement. Elle nous raconta qu'elle était toujours malade, mais qu'elle s'y était habituée. Nous lui fîmes part d'un certain nombre de guérisons, opérées par une nouvelle méthode : « Hélas ! mon ennemi est trop ancien ! Il a pris droit de domicile. Cependant j'essayerai de votre nouveau traitement, pourvu qu'il ne consiste pas dans une opération douloureuse. — Ce sont bien des opérations qu'il vous faudra subir ; mais elles ne seront ni sanglantes ni douloureuses. » Quand nous lui eûmes fait connaître que c'était par l'emploi de l'électricité que nous prétendions la guérir, puisqu'un assez grand nombre de maladies de même nature avaient été guéries, l'idée du puissant fluide électrique la laissa pour un moment dans l'incertitude.

« Laissez-moi quelque temps pour réfléchir. » Une foule de malades qui pourraient facilement se débarrasser de leurs souffrances ont presque horreur du traitement électrique ; car elles ont entendu dire que l'électricité faisait endurer d'horribles souffrances quand elle était en contact avec une partie du corps. Cette crainte est bien fondée quand on applique ce fluide salutaire sans principes. Revenons à la personne qui fait l'objet de cette observation. En quittant cette dame, nous l'engageâmes à prendre des renseignements auprès de quelques personnes que nous avions guéries de la maladie dont elle était atteinte. Quelques semaines plus tard, elle vint nous trouver, nous informant qu'ayant pris des renseignements, elle était prête à se soumettre à notre traitement. Aucun symptôme dénotant l'inflammation n'a pu être constaté. L'affection n'a produit aucune altération dans l'ensemble de la constitution ; toutes les fonctions naturelles s'exécutent comme chez les personnes en pleine santé. Ce jour-là commença le traitement de la patiente qui, malgré les renseignements rassurants qu'elle avait pris, paraissait passablement effrayée à la vue de nos appareils. Quand elle eut ressenti le frémissement que nous lui avions annoncé pendant quelques secondes, elle se rassura entièrement et rit de sa frayeur. Les applications eurent lieu, une chaque jour, d'une demi-heure. Pendant les quinze premiers jours du traitement, une crise d'une heure eut lieu vers le douxième jour. Les applications quotidiennes furent continuées pendant quinze nouveaux jours. A cette époque, aucune crise n'ayant reparu, la malade fut avertie qu'il était prudent de ne pas interrompre brusquement son traitement, d'avoir recours deux fois par semaine aux applications électriques pendant deux ou trois semaines. Nos conseils furent écoutés; la guérison fut complète.

Nous n'avons pas eu l'occasion de rencontrer des personnes atteintes de cette maladie chez lesquelles la constitution fût altérée; nous n'avons, il est vrai, que des personnes de bonne constitution. Il serait possible que les choses ne fussent pas toujours ainsi. Les praticiens seront à même de juger par eux-mêmes les résultats de leurs applications.

LETTRE LV.

Maladie de l'appareil respiratoire ou phthisie pulmonaire.

Dans nos observations d'Amérique, nous avons fait l'histoire d'un certain nombre de ces affections; mais nous croyons très-utile de ne pas omettre ce que nous avons observé à Paris touchant ce fléau, qui exerce ses ravages sur un si grand nombre de sujets.

A notre retour à Paris après de longs voyages de

plus de dix ans, et ayant renoué nos anciennes re-
lations, de nombreux malades atteints de phthisie
nous furent offerts à traiter. Notre choix se porta
sur un très-petit nombre ; les autres étaient trop
près du tombeau pour tenter leur guérison à coup
sûr devenue impossible. Beaucoup de ces maladies,
au-dessus des ressources de l'art, étaient à la fin de
la seconde période de la phthisie. Comme la maladie, même à la première période, est regardée
comme incurable, tout l'intérêt se porte sur la durée
probable de l'affection, qui doit toujours se terminer
d'une manière funeste. Pour nous, qui sommes certain de guérir tous les sujets de la première catégorie, nous n'avons plus la même assurance quand
déjà la seconde période est marquée par de grands
désordres.

Nous sommes tenté de partager cette seconde
période en deux. Quand la constitution est profondément altérée, que les sueurs et la diarrhée colliqua-
tive épuisent chaque jour le reste des forces, que la
toux est suffocante, que des cavernes occupent une
grande étendue des poumons, nous ne voyons plus
de ressemblance avec le commencement de cette
seconde période.

Nous avons cru devoir marquer là cette limite de
la seconde période ; il y a un certain intérêt à envisager cette époque si voisine du tombeau comme
une espèce de *noli me tangere*. Sans cet avertisse-
ment, les praticiens qui n'ont pas encore l'expé-

rience de notre méthode pourraient promettre des guérisons impossibles et compromettre plus ou moins leur réputation.

Quatre-vingt-neuvième observation.

Nous fûmes appelé, dans le commencement du mois d'avril 1863, à donner des soins à une jeune personne âgée de 22 ans, d'une constitution passable et d'un tempérament lymphatico-nerveux.

État actuel : la maladie est arrivée à une époque assez avancée de la seconde période ; il existe des tubercules ramollis contenus dans une caverne sous la clavicule droite ; sous la gauche, on entend quelques bulles de râle muqueux. Quand on fait tousser la malade, elle éprouve un point pleurétique au-dessous du sein droit ; la fièvre est continue, avec exacerbation ; vers le commencement de la nuit, il existe des sueurs pas très-abondantes ; de temps en temps, de la diarrhée ; il y a amaigrissement général, mais pas très-considérable ; la toux est pénible. Souvent après une quinte, une hémoptysie assez abondante a lieu. Ce dernier symptôme effraye beaucoup la malade.

« Serais-je poitrinaire comme mon père et deux de mes sœurs ? » dit-elle.

Malgré cet état si grave et la peur de la malade, nous fîmes la première application électrique d'une demi-heure. La patiente, qui avait peur de l'électricité, fut enchantée de ce qu'elle ressentit. Chaque jour, l'opération fut répétée, non-seulement sur les poumons, mais encore sur le canal digestif, atteint aussi de l'affection tuberculeuse.

Le progrès vers la guérison commenca vers les premiers jours. En effet, l'hémoptysie ne se renouvela plus, la toux fut moins insupportable, les sueurs ne reparurent plus. A partir du sixième jour, la fièvre, beaucoup diminuée, revenait encore au commencement de la nuit; ce ne fut que vers le quinzième jour que l'amélioration fut bien marquée, et dans les symptômes locaux et genéraux, on entendait la respiration dans presque toute l'étendue des poumons. Elle n'était pas encore normale, on entendait du gros râle sous la clavicule droite, mais dans une bien faible étendue. Le progrès ne fut point interrompu, le traitement fut continué pendant un mois. A cette époque, la malade toussait rarement, mangeait assez bien; le sommeil était passable et les forces revenues de manière à ce que la malade pût se promener dans ses appartements et rester hors de son lit toute la journée, tandis qu'au commencement du traitement, elle ne le quittait presque plus.

Il ne nous parut utile de suspendre le traitement qu'après la disparition de toute espèce de symptôme. Nos applications n'eurent plus lieu que deux fois par semaine. Un des motifs qui nous faisait agir avec cette précaution, c'est l'hérédité du fléau dans cette famille.

Tout traitement fut cessé à la fin du second mois et la santé a continué d'être bonne.

Cette observation nous montre que l'on doit tenter la guérison tant que les malades ne sont point arrivés à notre troisième période.

LETTRE LVI.

Quatre-vingt-dixième observation.

La jeune comtesse de C*** vint nous consulter en 1866. Elle est âgée de 23 ans, d'une constitution de bonne apparence, d'un tempérament lymphatico-nerveux; elle tousse depuis deux ans, expectore difficilement de la matière verdâtre; les fonctions digestives se font assez bien; l'auscultation révèle une caverne de moyenne étendue sous la clavicule droite; il existe une douleur pleurétique du même côté; la percussion ne fait reconnaître aucun signe morbide; l'auscultation fait entendre une respiration rude du côté gauche et une expiration plus longue que l'inspiration.

Tous ces signes nous font connaître que nous sommes arrivé à la seconde période, mais au degré peu avancé, attendu que la constitution a été peu altérée; la malade conserve assez d'embonpoint, prétend qu'elle a beaucoup maigri, mais exagère.

La première application fut pratiquée pendant une demi-heure et renouvelée chaque jour. Après la cinquième, l'amélioration était sensible; la toux qui, dans ces derniers temps, tourmentait la patiente la nuit et l'avait privée d'une partie de son sommeil, n'avait plus lieu que le soir et le matin; le point de côté avait disparu; dix jours plus tard, la toux était encore beaucoup diminuée; sous la clavicule, quelques bulles muqueuses se faisaient encore entendre quand nous engagions la malade à tousser. Le traitement fut continué jusqu'au trentième jour sans interruption, époque à laquelle la jeune comtesse jouissait de la plénitude de la santé.

Quatre-vingt-onzième observation.

La femme d'un employé supérieur d'un chemin de fer nous fit appeler, en janvier 1864, pour lui donner des soins. Elle est âgée de 34 ans, d'une belle stature, d'un tempérament lymphatico-nerveux; rien dans ses traits et sa tenue n'annonce une maladie grave; sa poitrine est un peu amaigrie. Malgré cette apparence trompeuse, il n'en existe pas moins une caverne d'une grande étendue au sommet du poumon droit; elle tousse beaucoup la nuit, expectore difficilement des matières caractéristiques de la phthisie arrivée à un degré très-avancé de la seconde période.

Mais comment expliquer le peu d'influence exercée sur l'ensemble de la constitution?

Elle ressentit les premières atteintes de son mal il y a onze ans. Dans les premières années, elle n'était incommodée que par la toux qui, peu à peu, devint gênante au point de la priver d'aller dans le monde, ce qui fut pour elle une grande privation.

Nous fûmes très-surpris d'apprendre d'elle-même qu'elle n'avait jamais de fièvre; nous-même, pendant toute la durée du traitement, nous ne pûmes en constater. Comme on le voit, c'est un cas exceptionnel. Après notre examen, la première application électrique eut lieu et fut renouvelée chaque jour pendant une demi-heure. Nous n'avions pas à combattre les ravages faits dans l'économie générale, il n'en existait guère d'apparent; mais il fallait cicatriser la vaste caverne. A peine huit jours s'étaient-ils écoulés que la toux avait cessé d'être insupportable, elle tourmentait moins la nuit. La malade croit être plus forte qu'auparavant, elle se plaint presque d'avoir trop d'appétit. L'amélioration fut assez lente, ce que nous croyons devoir attribuer au peu de soin d'éviter le froid. Ce ne fut qu'à la fin du premier mois qu'il nous fut facile de constater une amélioration considérable dans les symptômes locaux; les matières de la caverne ayant diminué, presque disparu, il n'y avait plus besoin du secours de la toux pour les éliminer.

A cette époque, le traitement cessa d'être quotidien et n'eut plus lieu que de deux jours l'un, plus tard deux fois par semaine et fut cessé à la fin du second mois. Nous avions recommandé à la jeune dame de ne pas aller dans les soirées d'hiver : recommandations ni craintes ne l'empêchèrent de passer une partie des nuits dans les concerts, bals et soirées. Pourtant elle eût dû prendre plus de précautions, sachant que son père et son frère étaient morts de la phthisie.

Environ deux mois après la cessation de notre traitement, elle nous fit de nouveau appeler ; la toux commençait à la tourmenter, surtout la nuit ; la caverne contenait de nouveau des matières tuberculeuses, appréciables à l'oreille. Le traitement fut repris et continué tous les jours, l'amélioration fut plus rapide que la première fois ; elle était tellement considérable dès le huitième jour, que les applications électriques n'eurent plus lieu que de deux jours l'un pendant huit jours, puis alors deux fois la semaine. A la fin du premier mois, tout fut rentré dans l'ordre ; la jeune dame cessa de commettre des imprudences, aussi la santé continua-t-elle d'être très-bonne.

Les lecteurs ont dû remarquer en plusieurs endroits de cet ouvrage que l'hérédité n'est pas un obstacle invincible à la guérison, surtout chez les sujets dont la constitution n'est pas mauvaise. Chez quelques-uns même qui paraissent faiblement construits, on peut encore tenter la guérison ; si elle

n'est pas complète, on obtient du soulagement si
les désordres pulmonaires et autres n'ont pas dépassé un certain degré de gravité. Quelque temps
après les guérisons de ces derniers, on est obligé
d'intervenir pour éviter les récidives. Le praticien
ayant à traiter un sujet de cette dernière catégorie
fera bien d'essayer la guérison; s'il ne peut la produire, il aura à coup sûr amené une amélioration
considérable et ainsi prolongé la vie.

LETTRE LVII.

Quatre-vingt-douzième observation.

Un négociant de Paris, âgé de 35 ans, d'une bonne
constitution, vint nous consulter dans les premiers
jours d'avril 1868. Il toussait beaucoup et expectorait
difficilement des matières muqueuses; les signes
donnés par la percussion étaient nuls; l'auscultation
faisait entendre une respiration rude, à droite le
temps de l'expiration était plus long que celui de
l'inspiration. Là se bornèrent tous les renseignements.
Il était difficile de dire de quel genre d'affection le
malade était atteint; il ne paraissait pas avoir perdu
beaucoup de son embonpoint. Malgré que cette toux
fatigante l'empêchât de dormir une partie des nuits
et eût commencé il y avait environ six mois, le malade se plaignait de perdre ses forces depuis quelques

semaines seulement. Jusqu'au moment du début de la toux il n'avait jamais été malade, ses parents sont tous bien portants. L'ayant questionné sur ses habitudes et son régime, il nous répondit : que sa vie était très-régulière et qu'il n'avait aucun motif de tourments, excepté ceux causés par sa maladie. Il nous fît remarquer que sa première femme morte de la poitrine, après avoir souffert longtemps, avait bien pu avoir contribué à l'altération de sa santé en le privant souvent de sommeil ; car elle exigeait qu'il partageât son lit. Ce renseignement eût presque suffi à lui seul pour nous faire connaître la nature de la maladie ; mais notre diagnostic électrique leva tous les doutes. Une première application eut lieu immédiatement ; après la troisième, la toux avait été moins fatigante. L'opération ayant été répétée tous les jours, à la huitième le malade toussait fort peu, dormait assez bien la nuit ; deux nouvelles électrisations furent encore pratiquées, de ce moment la santé était complète. Nous sommes entré dans ces détails pour montrer que la phthisie, acquise par contagion, se développe lentement chez les sujets vigoureux et bien portants auparavant. Nous avons donné la preuve que le diagnostic ordinaire ne fournit aucun renseignement dans la première période, tandis que le nôtre est infaillible ; ce qui est d'une grande importance, puisqu'on évite la formidable deuxième période.

Quatre-vingt-treizième observation.

Un jeune homme d'une trentaine d'années, d'une constitution molle, d'un tempérament lymphatique, de la hauteur d'un géant, c'est un des artistes de la manufacture des Gobelins, se présenta à notre consultation au mois d'octobre 1863. Il était tellement faible qu'un parent qui l'accompagnait le soutenait fortement pour monter l'escalier jusqu'au premier étage.

État actuel : cavernes sous les deux clavicules plus considérables à droite qu'à gauche, points de côté à droite ; il a de fréquentes hémoptysies peu abondantes ; il tousse beaucoup, expectore difficilement des matières muqueuses, verdâtres, mêlées de tubercules. Malgré ces graves symptômes, la constitution n'est pas encore profondément altérée, il n'a pas de sueurs nocturnes, rarement de la diarrhée ; mais si cet état général n'est pas trop décourageant, de graves désordres ont lieu aux extrémités inférieures : les pieds sont très-gonflés et œdématiés, cet œdème remonte jusqu'au bas-ventre à une hauteur de quatre travers de doigt ; le malade nous informe que parfois son ventre est beaucoup plus gonflé. La gravité de la maladie nous fit porter un pronostic défavorable ; aussi eûmes-nous soin de prévenir le malade que nous n'avions pas la certitude de le guérir, mais de le soulager. Il avait entendu parler si favorablement de notre méthode, qu'il nous pria d'entreprendre sa guérison. Il nous fit part d'une circonstance qui fortifia notre espérance, c'est qne sa maladie n'était ni héréditaire ni dans sa constitution. Il s'était toujours bien porté, lorsqu'il y a six ans il épousa une jeune fille poitrinaire ; il partagea son lit jusqu'à sa mort, qui eut lieu environ un an après le mariage. Nous avions donc affaire à une phthisie née sous une influence contagieuse ; l'expérience nóus a prouvé que dans cette circonstance la marche de la maladie était plus lente et moins difficile à guérir, pourvu que la constitution du sujet ne soit pas trop mauvaise par elle-même et trop détériorée au moment ou commence le traitement. Notre malade était atteint depuis cinq ans, lorsqu'il vint nous consulter.

Après notre premier examen, la première application électrique fut pratiquée ; elle dura une heure à cause du grand nombre de désordres. Elle fut répétée de deux jours l'un, à cause de la fatigue qu'éprouvait le malade chaque fois qu'il lui fallait se déplacer. Après la troisième électrisation, il y eut une légère amélioration dans une partie des symptômes : la toux fut moins quinteuse et moins fréquente, l'expectoration moins difficile ; mais toujours d'une couleur verdâtre. Ce ne fut guère qu'à la quinzième opération que tous les symptômes furent améliorés d'une manière évidente. L'œdème des extrémités restait dans le même état, il était diminué au ventre ; à la fin du second mois, c'est-à-dire à la trentième électrisation, les cavernes étaient cicatrisées, la toux avait presque disparu, la respiration était bonne. Tous les symptômes de la phthisie pulmonaire avaient disparu, les fonctions digestives se faisaient bien; mais les extrémités inférieures n'avaient éprouvé que fort peu de changement. N'ayant plus qu'à surveiller les organes pulmonaires, l'heure entière fut employée aux pieds; le résultat se fit encore attendre près de deux mois. Le malade ne vint que deux fois par semaine, il était quelque fois plus d'une semaine sans venir nous voir; nous avons été à même de savoir que ce jeune homme avait continué de se bien porter.

LETTRE LVIII.

Quatre-vingt-quatorzième observation.

Un monsieur habitant une propriété située sur un plateau élevé, vint nous consulter au commencement de mai 1867 : c'est un homme de 38 ans, d'une constitution assez bonne, d'un tempérament lym--phatico-nerveux. Il accuse une toux fatigante surtout la nuit; il a eu d'assez fréquentes hémoptysies, des sueurs nocturnes lui semblent diminuer ses forces, son appétit est moindre depuis quelques mois. Les premières atteintes de sa maladie remontent à quatre ans; mais le malade vaquait à ses affaires sans être trop incommodé, excepté quand il prenait du rhume. Il n'y a guère que six mois qu'il se considéra comme malade; ce n'est que depuis cette époque qu'il a commencé des traitements actifs qui n'ont pas empêché l'envahissement de la maladie, car elle fait tous les jours de nouveaux progrès. La percussion donne un son mat : dans la partie supérieure du poumon droit, l'auscultation nous fit constater quelques bulles de râle muqueux; sous la clavicule droite, un ramollissement dans une assez grande étendue; au-dessous de l'angle inférieur de l'omoplate, il existe une caverne qui paraît s'étendre assez loin sous cet os; au côté gauche il n'existe pas de symptômes de la maladie; pourtant le patient éprouve des points douloureux tantôt à droite, tantôt à gauche. L'application électrique fut pratiquée; à la cinquième, une amélioration notable était évidente : la toux avait diminué ainsi que la sueur, les matières expectorées n'étaient plus aussi vertes. Cinq jours plus tard, nouvelle diminution de tous les symptômes : l'appétit est redevenu normal; les nuits sont bien plus tranquilles, la toux est bien plus rare et moins fatigante. Vers le vingtième jour, il n'existait plus de cavernes sous l'omoplate droite, seulement la respiration s'entendait confusément; cinq nouvelles électrisations ramenèrent tout à l'état normal. Le malade prit congé de nous en ce moment.

Au bout de quinze jours, il revint nous consulter. Il était survenu une toux inquiétante, il se croyait atteint d'une récidive; une douleur pleurétique s'était de nouveau fait sentir du côté gauche. Pendant le traitement qui avait été borné au côté droit, nous avions omis de l'examiner au moyen de notre diagnostic ordinaire; une nouvelle électrisation eut lieu le même jour et les jours suivants. A la cinquième tout était rentré dans l'ordre; le côté droit est resté dans un bon état malgré les accidents survertus à gauche.

Nous avons eu des nouvelles de ce cas, un an plus tard. La santé avait continué d'être excellente. Le lecteur a dû remarquer que ce cas est rare, à cause du désordre si considérable constaté sous l'omoplate et au-dessus, tandis que des symptômes de ramollissement étaient à peine commencés sous la clavicule.

Quatre-vingt-quinzième observation.

Nous fûmes appelé vers la fin de 1865, pour donner des soins à un jeune homme de 25 ans, alité depuis près de six semaines. État actuel : notre malade est d'une constitution passable, d'un tempérament lymphatico-nerveux; il est amaigri, mais pas encore d'une manière alarmante. Sous la clavicule droite existe une caverne remplie de matière muqueuse et tuberculeuse. Il existe des sueurs nocturnes pas très-abondantes, pas de diarrhées; il fait usage de bouillon de poulet pour tout aliment. Il a eu plusieurs hémoptysies depuis le début de la maladie, elles avaient été modérées; mais celle qui avait

lieu au moment de notre première visite était si considérable, qu'elle avait produit une syncope. On
crut le malade mort pendant un instant. Le médecin
qui lui donnait ordinairement des soins, accompagné
d'un confrère, arriva pendant cette scène de désola-
tion. Ils parvinrent à arrêter l'hémoptysie ; mais à
peine deux heures s'étaient écoulées qu'elle recommença. Ce fut pendant cette nouvelle crise que nous
arrivâmes au chevet du malade. Certain que nous
pouvions faire cesser une hémorragie quelconque
par l'emploi de l'électricité selon notre méthode, et
aussitôt après un rapide examen qui nous fit facilement reconnaître la nature de l'affection et le siége
des désordres, nous fîmes la première application
électrique, dont la durée fut d'environ trois quarts
d'heure. L'hémoptysie avait cessé quelques minutes
après le commencement de l'application. Chaque
jour une électrisation eut lieu. Malgré la persistance
de la toux pendant cinq jours, pas d'hémoptysie.
Enfin à partir de cette époque, l'amélioration se fit
sans interruption ; la toux n'eut plus lieu qu'à de
rares intervalles. L'expectoration se faisait plus facilement, mais elle conservait sa couleur verdâtre ; sept
à huit jours plus tard l'amélioration se rapprochait
de l'état normal : l'appétit était excellent, les nuits
calmes, les forces revenaient à vue d'œil. La cicatri-
sation de la caverne se faisait d'une manière évidente,
ce qui était dénoté par la coloration des crachats devenue blanche et par le peu d'abondance de cette

matière; l'auscultation confirma cette opinion. Le traitement fut continué pendant un mois; à ce moment la santé était complète.

Nous avons cité cette observation pour démontrer qu'une hémoptysie, quelque formidable qu'elle soit, peut être dominée par notre procédé; et malgré la gravité du mal, il n'en a pas moins été vaincu par la puissance électrique. Si nous n'eussions pas été appelé le jour de l'hémoptysie accompagnée de syncope, nous sommes persuadé que la mort n'eût pas attendu l'aggravation des autres symptômes. Ces réflexions devront avertir le médecin qu'il n'y a pas de temps à perdre.

LETTRE LIX.

Quatre-vingt-seizième observation.

Une jeune personne vint à notre consultation dans la fin du mois de novembre 1866 : elle est âgée de 25 ans, d'une petite taille, mais d'une bonne stature. Elle est pâle, mais pas très-amaigrie; elle tousse considérablement, et expectore difficilement des matières muqueuses, verdâtres, mais peu abondantes. Elle passe les nuits dans un fauteuil, ne pouvant se coucher dans un lit à cause de l'oppression qu'elle éprouve. Des palpitations considérables et une vaste caverne sous la clavicule gauche rendent compte de cette suffocation. Il y a plus de deux ans qu'elle res-

18.

sentit les premières atteintes de son mal qui s'annonça par une toux très-gênante, mais ne fut pas accompagnée de fièvre. D'après elle, elle n'en a jamais eu. A notre premier examen, il n'y en avait pas vestige. Ce cas nous rappela la jeune dame dont nous avons auparavant décrit l'observation, qui montre l'absence de fièvre et d'amaigrissement, malgré l'existence d'une vaste caverne sous la clavicule droite. Cette dernière n'éprouva jamais de suffocation, mais seulement de la gêne dans la respiration. La différence dans les symptômes doit-elle être attribuée à l'absence de palpitations et aux siéges différents des désordres pulmonaires? Après notre examen, le traitement fut continué tous les jours : à la cinquième ou sixième application, un mieux sensible s'était produit; la toux était plus tolérable, les nuits moins de suffocation. Elle avait pu passer la nuit précédente dans son lit et dormir un peu; le traitement fut continué chaque jour, et chaque jour aussi, l'amélioration faisait des progrès. Vers le quinzième jour, la toux n'avait plus lieu qu'à de rares intervalles; l'expectoration peu abondante et composée de matières blanches. Au vingt-cinquième jour, la santé était complète. Malgré cet état satisfaisant, nous engageâmes la jeune personne à venir nous voir de temps en temps, si la moindre toux revenait. Environ trois mois après la cessation du traitement, la jeune personne revint nous voir. Elle toussait de nouveau et d'une manière assez considérable; elle avait de l'oppression, mais bien moindre que lorsqu'elle se présenta, pour la première fois, à notre consultation. Elle souffrait de la gorge et avait la voix voilée.... Elle nous avoua que cette récidive était due à son imprudence. Privée depuis plus de deux ans de tout plaisir, elle était allée dans des soirées et s'était même permis de danser. Il nous fallut revenir au traitement qui fut commencé ce jour-là ; les désordres pulmonaires cédèrent assez promptement, en une semaine environ. Mais la laryngite fut bien plus rebelle. Elle ne commença à s'améliorer qu'au vingtième jour, moment où les douleurs avaient beaucoup diminué ; la voix restait voilée. Le traitement pour la gorge seulement fut continué pendant six semaines ; à partir de ce moment, tout étant rentré dans l'ordre, le traitement cessa.

LETTRE LX.

De la pleuro-pneumonie ou fluxion de poitrine.

Quatre-vingt-dix-septième observation.

Nous fûmes appelé pour donner des soins à un vieillard de 76 ans, vers le milieu de février 1863. État actuel : il s'est alité hier, se sentant fiévreux et accablé d'une lassitude générale. La toux qui est habituelle chez lui depuis longtemps (il est atteint de catarrhe chronique) est plus fréquente que de coutume. Il expectore difficilement des crachats rouillés. Une douleur pleurétique existe des deux côtés ; l'auscultation et la percussion fournissent des signes d'une double pneumonie ; la respiration devient de plus en plus gênante. Nous proposâmes d'employer l'électricité, ce qui fut accepté. L'application d'une demi-heure eut lieu vers neuf heures du matin ; une seconde fut pratiquée à huit heures du soir. La journée avait été passable pour une affection aussi grave, ayant envahi les deux poumons en même temps, chez un vieillard affaibli par l'âge et par son affection catarrhale. La deuxième application parut avoir amené aussi une nouvelle amélioration. Les points de côté, ainsi que les crachats rouillés, avaient disparu. Une troisième application fut pratiquée à neuf heures du matin. Le malade expectora assez facilement des crachats semblables à ceux de tous les jours avant sa nouvelle maladie ; la fièvre s'apaisait considérablement. Le soir, à huit heures, il fut électrisé pour la quatrième fois ; la nuit fut très-calme, le malade dormit plusieurs heures à différentes reprises. Le matin (troisième jour), il n'existait plus de fièvre. Le patient réclamait des aliments, du bouillon lui fut accordé. A huit heures du soir, le même jour, il fut encore électrisé, bien que l'état général fût très-bon, et que les symptômes locaux eussent entièrement disparu.

Nous ne revîmes M. D*** que le lendemain soir. Il

avait abondamment transpiré, tout s'était bien passé. Nous n'eûmes pas recours à l'opération. Le lende-main soir, même état que la veille ; la sueur avait été aussi abondante. M. D*** ne s'en trouvait pas gêné. Elle ne cessa que dans le courant de la matinée du lendemain. Le bouillon devint insuffisant, il fallut accorder des potages qui furent bien digérés. Le len-demain, le malade se leva, tout espèce de traitement cessa à partir de ce jour.

Les auteurs qui ont parlé de la pneumonie double sont d'accord pour la déclarer presque toujours mor-telle, nous ajouterons surtout chez les vieillards. Dans le cas présent, la guérison a été aussi prompte que chez un jeune sujet. L'observation suivante prouvera notre assertion.

Quatre-vingt-dix-huitième observation.

Madame B*** nous fit appeler dans le courant de février 1863 : elle est âgé d'environ 36 ans, d'une constitution qui n'a pas l'apparence d'une grande force, d'un tempérament lymphatico-nerveux. Elle prit froid il y a quelques jours ; depuis ce moment une toux se déclara. Elle pensa qu'elle en serait quitte pour un rhume ; mais après trois jours d'une toux qui allait toujours croissant, un point de côté se fit sentir à gauche, au-dessous du sein ; la fièvre survint et des crachats rouillés furent expectorés. Tous ces symptômes existaient lors de notre première visite.

L'auscultation et la percussion nous firent constater les signes d'une pleuro-pneumonie du côté gauche.

Examen terminé, madame B*** déclara qu'elle se trouvait déjà soulagée à la première opération. Avant de croire à son affirmation, nous attendîmes le lendemain à neuf heures du matin ; nous fûmes convaincu de ce qu'elle avait dit la veille. Les crachats rouillés n'avaient pas reparu, la toux avait été moins fatigante ; le reste comme la veille. Une nouvelle application d'environ une demi-heure eut lieu, le soir à huit heures : la journée avait été tolérable ; le point de côté n'existait plus, la fièvre avait baissé d'une manière sensible.

Le lendemain à huit heures, nous constatâmes un progrès considérable dans tous les symptômes généraux et locaux ; la respiration était entendue naturelle dans toute l'étendue du poumon. Madame B*** se félicitait beaucoup d'avoir éprouvé de la sueur qui lui avait enlevé le reste de l'oppression. Malgré cet état satisfaisant, une nouvelle application fut jugée prudente ; la journée s'étant bien passée, la malade fut confiée aux soins de la nature. Notre visite du lendemain nous prouva que nous ayions bien jugé. Les sueurs avaient continué d'être très-abondantes sans faire éprouver la moindre fatigue ; au contraire, la malade éprouvait un certain bien-être inaccoutumé pendant le moment où elles étaient les plus abondantes, ce qui avait lieu au commencement des nuits jusqu'à environ dix heures.

Le soir de ce même jour, les sueurs avaient cessé progressivement ; il y avait encore un peu de moiteur à la peau. La malade réclama de la nourriture qui lui fut accordée ; du bouillon léger lui parut agréable et suffisant. Le lendemain, des potages furent mis en usage et furent bien digérés ; nos soins se bornèrent à voir la malade encore deux ou trois fois, plutôt pour surveiller le régime que dans la crainte d'avoir laissé subsister quelques germes capables d'amener une récidive. Madame B*** ne s'est jamais ressentie de cette maladie.

LETTRE LXI.

Quatre-vingt-dix-neuvième observation.

M. R***, négociant à Paris, âgé d'une cinquantaine d'années, d'une constitution très-robuste, d'un tempérament sanguin, nous fit appeler en octobre 1863. État actuel : il tousse considérablement par quinte comme dans la coqueluche ; l'expectoration est peu abondante et très-difficile, les crachats sont rouillés ; l'auscultation et la percussion annoncent une pleuropneumonie du côté gauche, un point de côté existe en cette région. Une fièvre considérable s'est déclarée depuis le premier jour ; elle n'a fait que s'accroître depuis, c'est-à-dire depuis deux jours. La première application électrique fut pratiquée aussitôt notre examen fini. Le malade tousse habituellement ; il est atteint d'une bronchite chronique qui le fait tousser d'une manière gênante chaque fois qu'il prend froid ; en ce moment elle est suffocante. Cette première opération n'apaise pas ce symptôme insupportable, nous sommes au commencement de la nuit ; le lendemain nous aprîmes qu'il avait été très-agité, cette robuste constitution allait-elle nous faire un échec ? Nous continuons le traitement, deux applications par jour ; le soir de ce second jour, nous apprenons que la toux a été moins suffocante ; nous constatons que la fièvre a perdu un peu de son intensité. La première application de ce jour ne nous fit rien remarquer de nouveau, excepté l'absence des crachats rouillés et un peu de calme ; le lendemain, la fièvre a diminué ainsi que la toux. L'application du matin, ce jour-là, améliora encore les symptômes ; celle du soir prépara une nuit meilleure que les précédentes ; quelques heures de sommeil eurent lieu. Le lendemain matin la fièvre a cessé, la toux n'est pas plus fréquente que lorsqu'elle était causée par la bronchite. L'application du soir fut pratiquée malgré l'état satisfaisant du malade ; le lendemain matin, nous apprenons qu'une sueur copieuse a inondé le corps du patient comme dans le cas précédent. M. R*** éprouva un certain bien-être ; à cette époque nous ne fîmes plus que des visites de prudence, pour veiller sur le régime du malade qui a la réputation d'être très-imprudent ; rien ne vint entraver la convalescence, qui fut de courte durée.

Nous nous bornons à ce petit nombre d'exemples qui nous paraissent suffisants pour guider le praticien. Comme spécialiste, nous ne sommes guère appelé que dans des cas de maladies chroniques qui ont résisté à toutes les ressources de la médecine ordinaire. Nous n'avons pu recueillir ces observations que parce que les personnes qui en font l'objet nous connaissaient d'ancienne date et avaient une entière confiance en nous.

Il existe encore de la répugnance dans le monde pour l'emploi de l'électricité; nous espérons voir bientôt disparaître la crainte lorsqu'on aura recours à notre méthode qui, loin de faire souffrir, calme les douleurs les plus aiguës.

Catarrhe pulmonaire.

Nous avons, dans le cours de cet ouvrage, donné les raisons pour lesquelles cette maladie, étant de la classe des affections négatives, devait être traitée par le pôle positif sur le mal et le négatif sur les ganglions qui y correspondent.

Centième observation.

Un monsieur âgé de 74 ans se présenta à notre consultation dans le mois d'octobre 1863. Il est d'une forte constitution ; depuis plusieurs années, il tousse beaucoup et expectore difficilement des mucosités d'une couleur blanche. Quand le temps est humide et froid, il est bien plus incommodé, car il éprouve de l'étouffement et la toux devient quinteuse. Dans ce moment, il est dans son moins mauvais état. L'auscultation fait entendre des râles muqueux et sibilants ; il n'a jamais de fièvre, son appétit est bon, l'embonpoint n'est pas différent de celui qui se porte bien. Une électrisation eut lieu aussitôt après notre examen et fut répétée chaque jour. En huit jours, une amélioration notable avait eu lieu. Les applications furent quotidiennes pendant deux semaines. A cette époque, le malade crachait facilement et toussait modérément ; les râles avaient diminué, mais non disparu. L'âge du malade et l'ancienneté de la maladie ne pouvaient nous donner l'espoir d'une guérison radicale, le traitement fut cessé. Il fut recommandé au malade de revenir nous voir si le catarrhe devenait gênant. Quelques semaines après, nous vîmes arriver un monsieur en tout semblable au précédent : même taille élevée, même constitution, même âge, en apparence du moins.

Notre première question fut : « Encore le catarrhe qui recommence à vous tourmenter ? » Il nous répond en riant qu'il était le frère de la personne que nous avions traitée il y avait quelques semaines. Il était atteint de la même affection que son frère, mais quoiqu'il fût âgé de trois ans de moins que lui, il paraissait plus usé; il expectorait abondamment et quelquefois difficilement après avoir toussé par quinte. Dans ces moments, il éprouvait des étourdissements et des battements de cœur.

Vers la cinquième électrisation, un mieux considérable avait lieu; il expectorait plus facilement et en moindre quantité. Les applications furent quotidiennes pendant une vingtaine de jours. A cette époque, le traitement fut abandonné.

Nous n'avons pas fait une guérison, mais produit un grand soulagement, ce qui n'est pas peu de chose à l'époque de la vieillesse.

Peut-être pourrait-on arriver à une entière guérison, mais les malades auraient difficilement la patience de se soumettre assez longtemps au traitement pour arriver à un résultat satisfaisant; car dès qu'ils se trouvent beaucoup mieux, ils abandonnnent médecin et médecine en disant : « Nous reviendrons au besoin. »

Nous bornerons là nos observations de catarrhe; nous avons voulu montrer que notre méthode est très-puissante jusque sur des personnes très-avancées en âge.

Les fièvres intermittentes étant de même nature que les affections précédentes, nous allons donner quelques observations qui ont un grand intérêt.

LETTRE LXII.

Des fièvres intermittentes.

Cent unième observation.

Un négociant venant de Californie, de passage à New-York au commencement d'octobre 1856, nous consulta pour une fièvre intermittente qu'il avait contractée en passant à Panama. C'est un homme robuste, âgé de 40 ans; les accès le prennent tous les jours, à six heures du matin; il a déjà pris beaucoup de sulfate de quinine. Ce médicament suspend d'abord la fièvre pendant quelques jours, puis revient, revient plus grave qu'auparavant. La période algide était plus longue, l'accès froid et chaud se prolongeait jusqu'à quatre heures du soir.

Nous engageâmes le patient à se soumettre à notre traitement électrique. La première application eut lieu vers dix heures du matin. La chaleur et la sueur n'avaient commencé qu'à huit heures et demie, c'est-à-dire deux heures et demie après le commencement de l'accès. L'application de l'électricité positive diminua la longueur de l'accès.

Le lendemain, retour de la fièvre à la même heure. Électrisation à dix heures, comme la veille. Le troisième jour, la fièvre avait retardé d'environ une heure; le stade du froid avait été également d'une heure. Jusqu'ici, nous n'avions employé notre moyen que pendant la période de réaction; il nous vint à l'idée qu'il fallait intervenir pendant la période algide. La prochaine électrisation fut pratiquée à sept heures, au moment des premiers frissons. La réaction commença après une demi-heure; nous l'abandonnâmes à elle-même : elle dura environ deux heures. Depuis cette dernière application, la fièvre n'a pas reparu; la santé du patient, qui commençait à se détériorer, se rétablit promptement.

Nous croyons devoir faire remarquer que l'électrisation pendant la réaction est à peu près sans valeur, nous l'avons constaté bien des fois.

Nous allons donner quelques observations de la même affection recueillies à Constantinople, où elle a beaucoup d'analogie avec celles contractées à Panama.

Cent deuxième observation.

Le fils d'un banquier arménien de Constantinople, âgé d'environ 25 ans, d'une constitution robuste, était atteint d'une fièvre quarte qu'aucune médication n'avait pu faire cesser. Le 15 octobre 1861, il fut convenu que nous commencerions le traitement le jour de la fièvre, à l'heure où elle commence. Comme à l'ordinaire, le frisson fut convulsif. Il nous fallut une heure pour amener la réaction, qui fut moins longue qu'à l'ordinaire.

Le jour habituel de la fièvre, nous revîmes le jeune homme. Un petit accès eut encore lieu. En moins d'un quart d'heure, la réaction apparut et ne dura guère qu'une heure ; ce fut le dernier accès.

Il nous restait une inquiétude, la rate formait une tumeur assez volumineuse ; de plus, la santé générale avait subi une grande altération. La proposition d'électriser la tumeur fut faite au malade, qui accepta volontiers, tant il était las de souffrir et craignait une récidive. L'opération eut lieu quotidiennement pendant un mois ; à cette époque, la tumeur avait disparu et la santé était florissante.

Si nous n'avions pas été guidé par les découvertes d'un de nos grands maîtres, le savant Piorry, nous eussions probablement été moins heureux.

Cent troisième observation.

Pendant notre séjour à Constantinople, on nous amenait fréquemment des fiévreux à notre consultation. Ceux qui étaient encore dans la période algide furent guéris en une séance quand la fièvre était récente. Il se trouve encore des cas analogues à celui de la première observation (celle du fils du banquier). Les malades qui eurent la patience de ce dernier obtinrent le même heureux résultat.

Nous bornerons là nos observations relatives aux

fièvres intermittentes. Nous n'en avons jamais rencontré de pernicieuses; mais il paraît logique d'agir comme pour les fièvres intermittentes ordinaires.

LETTRE LXIII.

Des maladies du cœur.

Nous abordons là un chapitre effrayant où la médecine ordinaire est tout à fait impuissante et où le traitement électrique obtient le moins de succès. Ce fâcheux état de choses serait-il dû à la nature différente des tissus du cœur? Assurément non. L'hypertrophie, qui est plus de quatre-vingt-dix fois plus commune que les autres affections, siége dans les muscles où elle produit un gonflement inflammatoire tout à fait semblable à l'inflammation rhumatismale des muscles de la vie de relation. Si nous rencontrons des obstacles trop souvent invincibles, c'est que les malades réclament des soins trop tard, quand déjà les fonctions de cet organe sont profondément troublées. En plusieurs endroits de cet ouvrage, nous avons rapporté plusieurs guérisons du cœur qui étaient dues à des affections rhumatismales qui existaient en même temps. D'ailleurs, nous sommes persuadé que la plupart des hypertrophies sont de nature rhumatismale.

Nous sommes certain que lorsqu'on traitera les rhumatismes selon notre méthode, les affections du cœur, qui accompagnent si souvent l'inflammation rhumatismale des muscles, guériront aussi promptement et aussi facilement que ces derniers.

Cent quatrième observation.

Un négociant de Paris, âgé de 55 ans, d'un tempérament bilioso nerveux, d'une constitution ni forte, ni faible, était fréquemment atteint d'attaques de goutte rhumatismale qui, depuis plus d'une année, ne mettaient guère d'intervalle entre elles. Depuis quelque temps, le cœur a été envahi et le patient éprouve de fréquentes palpitations qui deviennent suffocantes au moment où l'attaque sévit avec le plus de violence.

Bon nombre de médecins consultés n'ont procuré que de bien faibles soulagements. A notre première visite, il était en proie à une nouvelle attaque des plus violentes; la fièvre était considérable, le cœur battait tumultueusement.

Le traitement électrique fut commencé; la séance dura une heure. Ayant été pratiquée le soir à huit heures, la nuit fut moins mauvaise que la précédente. Le lendemain, deux applications eurent lieu, une le matin, l'autre le soir. Après cette seconde opération, la fièvre avait beaucoup diminué, le cœur était beaucoup moins agité.

Les deux opérations de chaque jour furent continuées pendant huit jours. A cette époque, la fièvre avait cessé; il n'existait plus de douleurs nulle part; mais il y avait de l'empâtement aux parties qui avaient été enflammées, particulièrement au pied gauche. Le cœur n'avait pas encore repris l'état normal, il y existait quelques signes d'hypertrophie; pourtant le malade mangeait bien, le sommeil était satisfaisant. Le patient consentit à la continuation du traitement tant que nous le jugerions à propos.

Les applications furent dirigées sur le cœur et les articulations, siége-habituel de l'inflammation. Une vingtaine d'électrisations suffirent pour amener la souplesse dans ces parties; mais le cœur conservait encore quelques symptômes d'hypertrophie. Le traitement ne cessa qu'à la fin d'un nouveau mois. A cette époque, la santé était complète. Cet état dura environ un an. A ce moment, une attaque de goutte eut lieu. Ayant été prévenu le lendemain de l'accident, nous reprîmes le traitement, qui remit tout en ordre en huit jours.

Nous ne fûmes nullement surpris de cette récidive, car dans les inflammations anciennes de ce genre, les récidives sont habituelles pendant la première et la seconde année; mais elles sont ordinairement peu violentes.

Nous voyons dans cette observation un exemple de maladie du cœur due, à n'en pas douter, à une affection rhumatismale.

L'observation suivante ne nous fournira aucun

renseignement sur la cause de l'hypertrophie dont était atteint le sujet qui en fait l'objet.

LETTRE LXIV.

Cent cinquième observation.

Un fabricant âgé de 48 ans, d'une constitution robuste, vint nous consulter pour des étouffements et des palpitations qui l'empêchaient souvent de s'occuper de ses affaires. Des signes très-manifestes d'hypertrophie du cœur furent reconnus et nous engagèrent de proposer au malade de suivre notre traitement. Il y consentit d'autant plus volontiers qu'il nous avait été adressé par le négociant qui fait l'objet de l'observation précédente.

Après quatre ou cinq électrisations, le malade éprouvait un peu moins d'étouffement : à partir de ce moment, l'amélioration se fit lentement, mais sans interruption. Au bout d'un mois, la maladie était tellement diminuée, que le patient n'éprouvait qu'un peu de gêne dans la respiration lorsqu'il marchait un peu vite.

Malgré cet état satisfaisant, nous crûmes prudent de l'engager à continuer le traitement, au moins deux ou trois fois par semaine. Il vint de deux jours l'un pendant deux semaines. A ce moment, la respiration était à peu près normale. Il prétendait être aussi bien portant qu'avant sa maladie. L'auscultation et la percussion ne nous permirent pas d'être aussi rassuré, il existait encore des signes d'un reste d'hypertrophie ; mais il paraît qu'elle était sur le point d'être réduite, puisque le malade n'éprouvait aucune gêne. Il fut averti qu'il devait continuer son traitement aussi longtemps que nous le jugerions utile, autrement il s'exposerait à une récidive. Notre conseil ne fut pas écouté. Il revint nous consulter environ deux mois plus tard. Il nous raconta qu'il s'était trouvé très-bien jusqu'à ces derniers jours (environ huit jours), lorsqu'il fit un excès de table de liqueurs alcooliques qui avaient été prises sans réserve.

Dès la nuit qui suivit cet excès, le patient éprouva des palpitations violentes et fut en proie à une suffocation très-grande. Un médecin, appelé, parvint à calmer cette tempête.

Le lendemain, le malade ne se trouva pas trop mal ; mais les jours suivants, les palpitations furent assez fortes pour lui causer beaucoup d'inquiétude. Il fit rappeler le médecin, qui lui administra de nouveaux calmants ; mais cette fois, ils furent à peu près sans effet.

Vers le huitième jour après cet excès, il revint vers nous : il était complétement découragé.

« Si vous étiez un homme à prendre une résolution ferme et être doué d'une patience à toute épreuve, nous pourrions vous débarrasser de cette affection qui fait le tourment de votre vie ; mais il ne faut pas nous demander dans combien de temps la guérison aura lieu : il faudra des semaines, sinon des mois. »

Il consentit à tout.

Le traitement fut repris ; après l'opération, il se sentit moins oppressé. Il devait revenir tous les jours ; mais nous l'attendîmes en vain. Quelques semaines plus tard, nous rencontrâmes la personne qui nous l'avait adressé et qui nous apprit que son malheureux ami s'était laissé persuader que la médecine ordinaire le guérirait mieux que la nouvelle méthode. Un médecin ayant la réputation de traiter ce genre d'affection traita le patient. Un traitement antiphlogistique fut suivi. Les émissions sanguines locales et générales furent largement pratiquées. Le résultat fut prompt, une anasarque se déclara. En peu de temps, le malade ne souffrait plus, il était dans la tombe.

Nous avons rapporté cette observation avec beaucoup de détails ; car elle doit intéresser les praticiens en leur faisant voir combien il est difficile, dans ce genre de maladie, d'obtenir du patient qu'il se conforme à nos conseils ; les uns manquent de patience, et quelques-uns, de confiance dans la guérison, malgré l'amélioration plus ou moins grande qui a lieu dès la première semaine.

Des maladies articulaires. — Tumeurs blanches.

Ces affections, comme toutes les maladies, sont aiguës ou chroniques; dans le premier cas, elles n'ont aucun rapport avec ce qu'on appelle tumeur blanche.

Dans le rhumatisme inflammatoire de ces parties, c'est le plus souvent l'état aigu; il en est de même lorsque l'affection est causée par des violences extérieures.

Nous avons dit dans le courant de cet ouvrage que l'application de l'électricité se faisait comme pour tous les rhumatismes inflammatoires de ces parties, quelle qu'en soit la cause.

Il ne sera donc question, dans nos observations concernant ce genre de maladie, que de celles qui étaient à l'état chronique au moment où nous leur avons appliqué notre traitement.

LETTRE LXV.

Cent sixième observation.

Un jeune garçon, âgé de huit ans, nous fut amené par sa famille; il était assez bien constitué, mais il était amaigri à un degré effrayant : il ne mangeait presque plus depuis un mois environ.

Son genou gauche est d'un volume considérable;
de temps en temps, il s'y forme de petits foyers
purulents d'où s'écoule un pus séreux (scrofuleux).
Il y a plus de deux ans que ce mal a commencé. Des
traitements de toute sorte ont été suivis, tels qu'applications de vésicatoires moxas. Malgré tout, le
mal a toujours empiré.

Notre traitement électrique fut commencé les
premiers jours de novembre 1866. Une légère amélioration fut constatée vers le vingtième jour; ce ne
fut pas dans l'articulation que ce mieux eut lieu,
mais dans l'état général : le petit malade mangeait
et dormait mieux, il n'était plus triste. Un mois
plus tard, le genou avait diminué de volume d'une
manière considérable; la constitution s'était ranimée, l'enfant marchait sans douleur, appuyé sur
une canne; l'extension de la jambe était encore loin
d'avoir repris l'état normal. Nous fûmes d'avis de
réduire les opérations à trois fois par semaine. Après
un nouveau mois, l'enfant marchait sans canne; il
boitait un peu. Nous crûmes devoir abandonner le
reste à la nature. Nous avons revu le petit garçon
cinq ou six mois plus tard : la santé générale était
excellente, le genou avait un peu plus de volume
que l'autre, mais il n'en éprouvait aucune gêne.

Nous aurions encore bon nombre d'autres observations intéressantes de tumeurs blanches , mais
nous sommes pressé de terminer cet ouvrage.
D'ailleurs, celle-ci peut faire voir jusqu'à quel degré

de gravité on peut entreprendre le traitement avec succès.

LETTRE LXVI.

Des fièvres éruptives.

Nous ne sommes jamais intervenu dans ces affections, excepté quand il survenait des complications. C'est ainsi que nous avons combattu avec succès des symptômes cérébraux très-graves.

Les affections typhoïdes sont parfois compliquées de pneumonies. d'hémorragies intestinales; nous en avons triomphé chaque fois que ces accidents se sont présentés. Nous ne rapporterons aucune observation concernant ces maladies, persuadé que les praticiens n'en auront aucun besoin quand ils seront bien pénétrés des principes contenus dans notre méthode.

Nous n'avons pas rapporté d'observations relatives aux yeux, aux oreilles, à la bouche, au larynx, car nous croyons que rien n'est plus facile que d'électriser avec notre méthode. Pour les yeux, un des pôles est placé sur les ganglions, les deux premiers, l'autre sur les paupières fermées.

Pour les oreilles, faire usage d'un conducteur, recouvert de gutta-percha, à l'extrémité duquel une

éponge est placée ; il faut qu'elle soit assez petite
pour pénétrer dans l'oreille.

Nous avons parlé assez longuement de certaines
maladies aiguës de la peau ; il nous reste à dire
deux mots de quelques affections chroniques de ce
genre.

Cent septième observation.

Un malade que nous traitions d'une maladie aiguë
de la vessie nous fit voir une autre affection chronique de la peau ; elle occupait la partie droite du
cou et la partie interne et supérieure de la cuisse
droite. Elle consistait en petites taches grisâtres
assez épaisses, d'un aspect gaufré, ne secrétant aucun liquide ; le patient y éprouvait une telle déman-
geaison la nuit qu'il se grattait jusqu'au sang.

Notre traitement fut mis en usage pendant trois
semaines ; à cette époque, la guérison des deux affections était complète.

Le lecteur doit se rappeler que les maladies de la
peau se traitent comme le rhumatisme, c'est-à-dire
que les ganglions cervicaux correspondent à toute
l'étendue de la peau.

Nous avons guéri en quelques séances des contu-
sions de tous les degrés ; c'est aussi en appliquant
le pôle positif sur les ganglions cervicaux et le né-

gatif sur le mal. Les foulures des jointures guérissent promptement en agissant de même.

Si nous n'étions pressé d'en finir, nous aurions
rapporté bon nombre de guérisons d'engorgements
de mamelle aigus et chroniques. Nous dirons seulement comment il faut les électriser.

On place les deux pôles en face l'un de l'autre sur
la glande; on change de côté, en observant le même
ordre.

Les testicules se traitent de la même manière; s'il
y avait beaucoup d'inflammation ou de douleur, on
placerait le pôle positif sur les ganglions lombaires
et l'autre sur le mal.

Du croup et de l'angine couenneuse.

Nous donnerons seulement une observation du
croup; elle nous paraît suffire pour montrer à quel
degré de gravité l'enfant était atteint. Cet exemple
de guérison nous donne l'espérance qu'à l'avenir,
quand notre méthode sera vulgarisée, il n'y aura
plus guère de cas mortels, s'il y en a.

L'enfant de la famille V***, âgé de 5 ans, fut pris,
pendant la nuit, d'une toux rauque qui, en peu
d'heures, devint suffocante et ne laissait aucun repos
au petit malade. A notre arrivée dans la chambre,
nous le trouvions dans une agitation extrême; il
était violacé, le pouls était filiforme, la mort paraissait imminente. Nous étions tenté de nous retirer,

mais la pitié nous fit tenter l'application de l'électricité. Ayant appliqué le pôle positif sous les deux premiers ganglions cervicaux (sous-occipitaux), le négatif fut promené lentement sur toute l'étendue du larynx ; en quelques minutes, la respiration devint plus facile, le pouls s'était relevé, les couleurs étaient presque naturelles, l'opération ayant été continuée une demi-heure, pendant laquelle on put constater une amélioration croissante. Nous revîmes le malade le soir, il avait dormi plusieurs heures et avait vomi une grande quantité de fausses membranes. Depuis environ, deux heures, il recommençait à tousser ; mais ce n'était plus la toux suffocante du matin. Il eût été à craindre que la maladie revînt sur ses pas si nous ne fussions pas intervenu en pratiquant une nouvelle application électrique qui ramena le calme et rendit la toux beaucoup moins fréquente et semblable à celle d'un simple rhume. Le lendemain, il n'existait plus aucune trace de croup ; il nous parut inutile de continuer le traitement.

Nous n'avons jamais eu occasion de traiter par notre méthode l'affection dite angine couenneuse. Pour nous, nous la regardons comme une affection croupale, du moins elle est de même nature inflammatoire, occupe également le larynx. Nous engageons les praticiens à essayer notre méthode dans cette terrible maladie, si souvent rebelle à toute espèce de traitement.

Toutes les maladies inflammatoires de la gorge, du palais, des amygdales guérissent très-vite en appliquant le pôle positif sur les deux premiers ganglions cervicaux et le négatif sous la mâchoire, sur l'endroit où on sent les amygdales.

Les hémorragies de n'importe quel organe cessent en appliquant le pôle positif sur les ganglions qui correspondent à celui des organes qui est le siége de l'accident, et l'autre, sur la partie malade.

Nous finissons là, mon cher ami, la série des lettres que nous vous avons adressées. Nous allons maintenant vous donner la parole en insérant vos intéressantes observations.

Cent huitième observation.

Le 26 juin 1860, se présenta le sieur M*** (48 ans, de bonne constitution), de Naugeville (Loiret), avec une paralysie complète du mouvement du membre thoracique supérieur gauche. Voici ce qui était arrivé : le sieur M***, cabaretier, étant allé dans le Gâtinais faire sa provision, s'était pris de vin, comme il en a la mauvaise habitude. En revenant, il s'était endormi sur sa voiture et un cahot l'avait fait tomber entre la ridelle et la roue. Le moignon de l'épaule, c'est-à-dire, les muscles qui le recouvrent et particulièrement le deltoïde avaient été fortement contus, et il en était résulté une paralysie complète du mouvement du bras et de l'avant-bras : la sensibilité était intacte ; le membre était suspendu à l'épaule comme un levier inerte. Déjà six jours .s'étaient écoulés depuis l'accident. Mon ami le docteur Toutain, récemment arrivé d'Amérique et qui assistait à la consultation, me conseilla l'emploi de l'électricité, et comme il m'avait apporté une machine de son invention, je ne demandai pas mieux que d'en essayer, sur ses indications et d'après un procédé qu'il me fit connaître. Les deux premières séances furent sans effet notable. A la troisième, je remarquai que le patient commençait à balancer son bras, mais encore sans aucune flexion de l'avant-bras, ni des doigts. Les séances suivantes amenèrent une amélioration progressive, et à la sixième, M*** portait la main sur la tête. Je l'engageai à revenir dans quelques jours ; il vint, et me raconta qu'il avait pu charger une voiture de fumier. Après une septième et dernière électrisation, M*** put faire la moisson, et depuis, son membre a joui de l'intégrité de tous les mouvements. Je pourrais ajouter que l'ingratitude du malade fut égale au service rendu.

Cent neuvième observation.

Le 27 juin 1860, une des filles de la Croix (établissement gratuit de sœurs pour les jeunes filles) souffrait depuis plusieurs années de douleurs atroces qui prenaient leur point de départ au pli du coude droit et s'irradiaient dans tout l'avant-bras jusqu'à l'extrémité des doigts. Ces douleurs étaient tellement intenses, que la malade éveillée après une heure de sommeil était obligée de se lever, jetait le trouble dans la communauté, et passait la plus grande partie de la nuit à courir de chambre en chambre, frappant les murs à coups de poing (*sic*), cherchant par ce remède singulier à tromper ses souffrances.

Sœur X*** fut soumise à l'électricité par le procédé indiqué, et après la deuxième séance, elle put dormir d'un sommeil calme pendant toute la nuit. Comme il restait de l'engourdissement, je l'engageai à revenir exactement tous les jours, et au bout de dix jours la patiente qui nous avait d'abord affirmé qu'elle ne guérirait pas, attendu qu'elle avait employé sans succès une foule de moyens, et que c'était une maladie de famille, fut délivrée complétement de ce qui faisait le tourment de sa vie.

Cent dixième observation.

Le 30 juin 1860, la femme C*** (30 ans), de la Chapelle-la-Reine, qui avait entendu parler des cures précédentes, vint me supplier de la débarrasser d'un kyste, qu'elle portait depuis cinq ans. Ce kyste reposait sur la partie médiane de la première phalange du pouce de la main droite, au-dessus du tendon extenseur de ce même pouce. La tumeur, de la grosseur d'une petite noix, présentait une fluctuation évidente, et comme nous étions à la veille de la moisson, cette femme voulait à tout prix en être débarrassée, pour pouvoir se livrer aux travaux des champs. Je dois dire que je ne comptais guère sur l'électricité pour satisfaire aux désirs de ma paysanne, et pourtant après deux séances d'électrisation, les enveloppes du kyste se déchirèrent, il en sortit un liquide séro-purulent, et sept séances suffirent pour amener une guérison radicale qui ne s'est pas démentie, puisque je vois cette femme tous les jours.

Cent onzième observation.

Le 1ᵉʳ août 1860, je vis arriver une jeune femme de mes clientes, attirée par le bruit qu'avaient fait les cures précédentes, qui prétendait et que l'on prétendait être poitrinaire, chez laquelle, d'ailleurs, je n'avais jamais constaté que des symptômes de bronchite générale, mais qui se reproduisaient plusieurs fois l'an, avec une intensité plus ou moins grande. La ténacité de l'affection, la nécessité où était cette malade de garder la chambre, l'impossibilité pour elle de se livrer aux travaux de son état, l'avaient jetée dans le désespoir, et elle était persuadée qu'il ne lui restait aucun moyen de guérison. Elle avait été plusieurs fois consulter à Paris, mais sans succès aucun. Elle me pria donc d'essayer d'un moyen qui avait réussi à d'autres, quoique dans des cas différents. Ce qui la tourmentait surtout, c'était une toux

continue, sèche, convulsive, et des points douloureux,
disséminés dans les parois de la poitrine, avec douleurs dans le ventre, leucorrhée, inappétence et
fièvre le soir. J'essayai comme j'avais fait chez d'autres, et j'eus la satisfaction de rendre la vie agréable
à ma jeune malade désolée, en la débarrassant et de
ses souffrances et de ses idées noires. Depuis cette
époque, elle ne m'a jamais consulté pour sa poitrine.
Elle jouit d'un joli embonpoint et d'une santé florissante.

Cent douzième observation.

M. P***, sabotier à Reclose, homme de 30 ans,
avait travaillé pendant plusieurs années aux carrières. Des accidents pénibles du côté de la poitrine
(fièvre, toux sèche, points douloureux, râles dans
les bronches, etc., etc.) l'avaient décidé à abandonner ce métier fatigant et insalubre. Après plusieurs consultations et un traitement de deux années, P*** souffrait toujours et s'attendait à rejoindre
les compagnons malheureux de son premier métier, quand il entendit parler des cures que j'avais
faites à l'aide de l'électricité sur laquelle pourtant il
ne comptait guère, car plusieurs personnes de Reclose avaient eu recours sans succès, et pour des
affections diverses, à un médecin de Paris, qui, à gros
deniers, avait donné des séances à Nemours. Quelques applications suffirent pour lui rendre, avec le

courage, la santé et la réconciliation avec la vie. Il travaille à son métier de sabotier avec plus d'ardeur que jamais.

Cent treizième observation.

M. P*** d'Ury, 40 ans, forte constitution, marchand de chiffons et de poterie, ayant le corps couvert de sueur, se jette dans la Seine (juillet 1861). Il est saisi d'un froid subit, mais l'exercice de la natation ramène insensiblement la chaleur naturelle. Huit jours après, au milieu de la plus belle santé, sans aucun symptôme du côté de la tête, ni étourdissement, ni céphalalgie, il est pris d'hémiplégie du côté gauche avec persistance de la sensibilité et de l'intelligence. Le mouvement seul était aboli. Sept séances rendirent au membre supérieur l'usage de tous ses mouvements. Le membre inférieur n'éprouva qu'une amélioration relative. Il est probable que le succès eut été complet si le malade eût eu plus de patience. Je l'ai revu aujourd'hui (avril 1862). Il fait son commerce en toute liberté. Il traîne seulement un peu la jambe.

Cent quatorzième observation.

Madame X***, d'une belle constitution, quoique un peu débilitée par des maladies graves, était à Paris pour ses affaires. Dans une de ses courses, par

un temps humide, ses deux pieds glissent à la fois
sur le trottoir ; elle tombe de tout son poids, le coccyx sur le bord tranchant du trottoir. La douleur
lui fait perdre connaissance un instant. Mais elle se
relève et peut regagner sa demeure. On lui conseille
25 sangsues, *loco dolenti*, elle n'en fait rien. Revenue en province, elle se plaint amèrement du matin
au soir, ne peut garder aucune position ; le sommeil
est perdu. Cet état persiste pendant trois semaines
et au même degré. Comme j'avais lu dans la *Ga-
zette des Hôpitaux* un cas analogue qui n'avait pas
même cédé à la section sous-cutanée, je me bornai
à lui conseiller des applications d'eau fraîche, qui
amenèrent une légère suspension de la douleur et
momentanée seulement. Elle me fit alors penser à
l'électricité ; trois séances la guérirent radicalement,
puisque jamais depuis elle ne s'est plainte, et que
ses fonctions s'accomplissent régulièrement comme
avant l'accident.

Je certifie conformes et véritables les observations
ci-dessus.

MAYENCE.
DOCTEUR MÉDECIN, P.

La Chapelle-la-Reine, 11 avril 1862.

TROISIÈME PARTIE.

FIN DE LA TABLE.

ERRATA.

Page 10, ligne 22, *au lieu de* indosmose, *lisez* : endosmose.
— 27, — 19, *au lieu de* absorbtions, *lisez* : absorptions.
— 36, — 8, *au lieu de* ses sécrétions, *lisez* : les sécrétions sont.
— 53, — 25, *au lieu de* encéphalité *lisez* : encéphalite.

Pour tous renseignements, au sujet des machines électriques, prière de s'adresser à l'éditeur.

Paris. — Imp. de VIÉVILLE et CAPIOMONT, 6, rue des Poitevins.

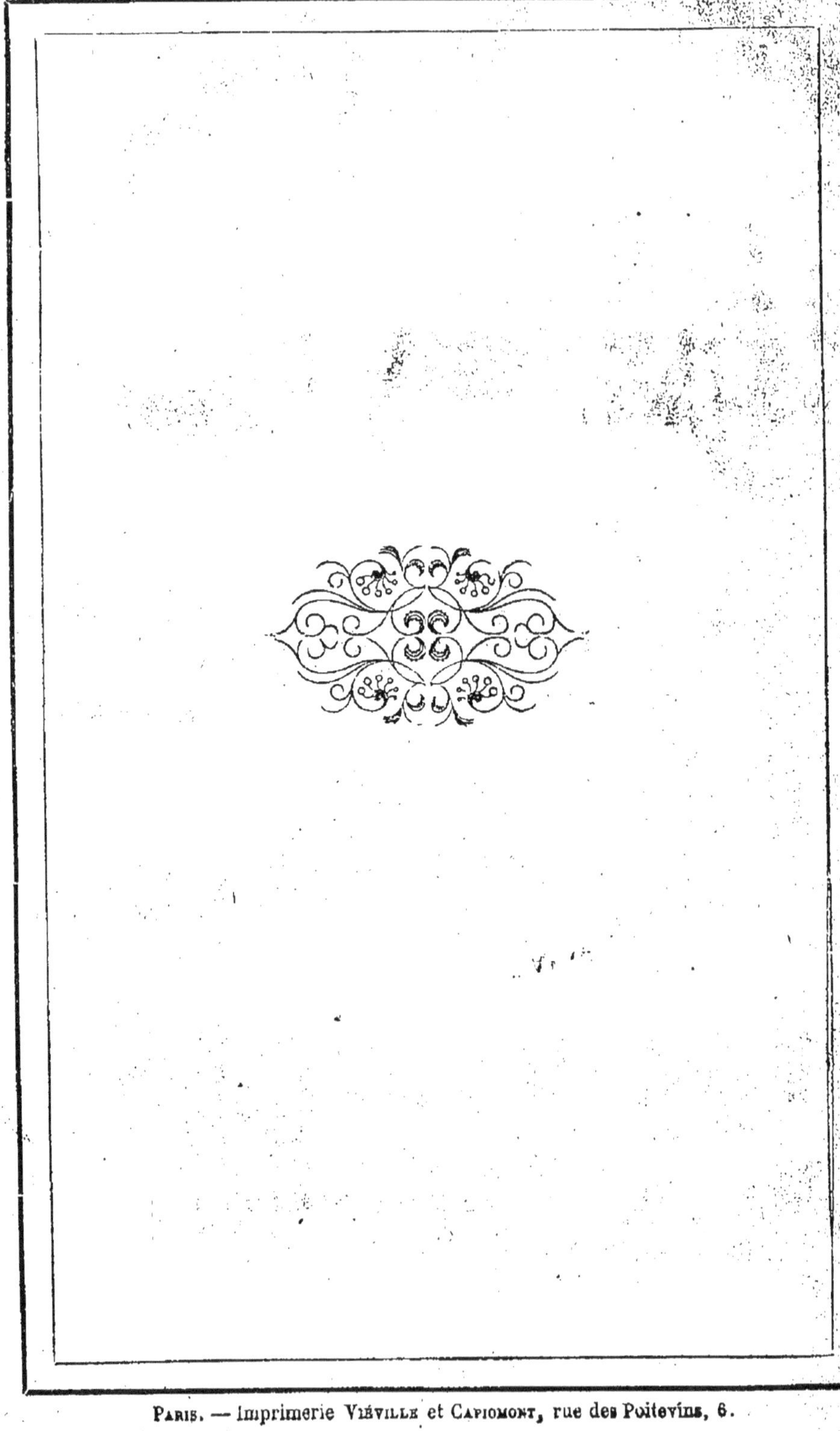

Paris. — Imprimerie Viéville et Capiomont, rue des Poitevins, 6.